儿童流行性感冒中医药防治手册

主　　编　张忠德

执行主编　杨荣源

副 主 编　唐丽娟　张　瞳　金连顺　何伟炎

编　　委　李　芳　郑丹文　高　峰　陈　韵
　　　　　邓丽君　何焯根　谢美凤　岳红梅
　　　　　张开源　揭梓晨　林景楠　吕泳标
　　　　　汪聪伟　陈韬宇　林　林

人民卫生出版社

·北　京·

图书在版编目（CIP）数据

儿童流行性感冒中医药防治手册 / 张忠德主编. —
北京：人民卫生出版社，2024.2
ISBN 978-7-117-36051-7

Ⅰ. ①儿… Ⅱ. ①张… Ⅲ. ①儿童－流行性感冒－中医治疗法－手册 Ⅳ. ①R254.9-62

中国国家版本馆 CIP 数据核字（2024）第 028843 号

人卫智网	www.ipmph.com	医学教育、学术、考试、健康，购书智慧智能综合服务平台
人卫官网	www.pmph.com	人卫官方资讯发布平台

儿童流行性感冒中医药防治手册
Ertong Liuxingxing Ganmao Zhongyiyao Fangzhi Shouce

主　　编：张忠德
出版发行：人民卫生出版社（中继线 010-59780011）
地　　址：北京市朝阳区潘家园南里 19 号
邮　　编：100021
E - mail：pmph @ pmph.com
购书热线：010-59787592　010-59787584　010-65264830
印　　刷：北京盛通印刷股份有限公司
经　　销：新华书店
开　　本：889 × 1194　1/32　　印张：4
字　　数：82 千字
版　　次：2024 年 2 月第 1 版
印　　次：2024 年 2 月第 1 次印刷
标准书号：ISBN 978-7-117-36051-7
定　　价：49.00 元
打击盗版举报电话：010-59787491　E-mail：WQ @ pmph.com
质量问题联系电话：010-59787234　E-mail：zhiliang @ pmph.com
数字融合服务电话：4001118166　E-mail：zengzhi @ pmph.com

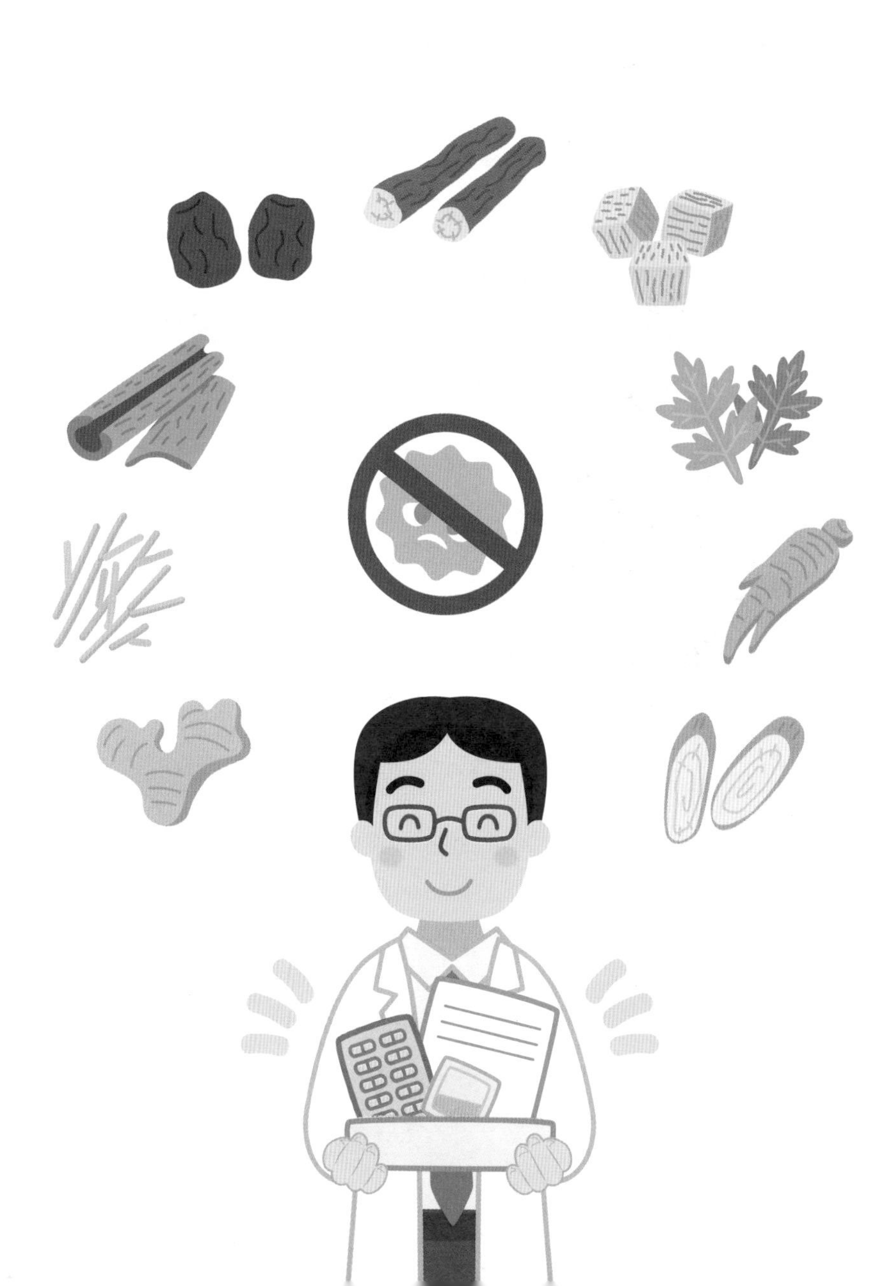

主编简介

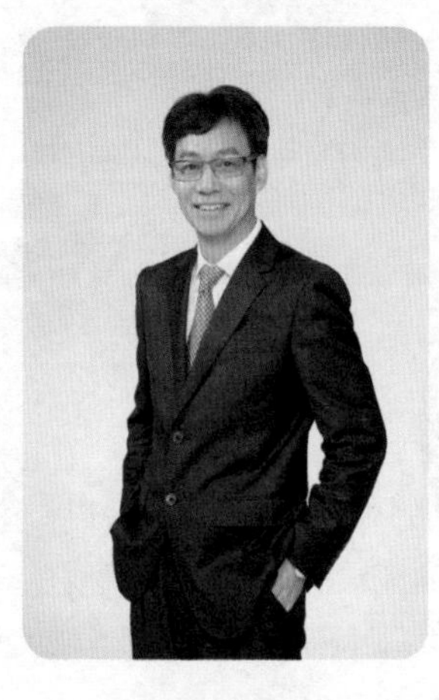

张忠德

主任中医师，教授，博士研究生导师，全国名中医，岐黄学者，享受国务院政府特殊津贴专家，广东省中医院院长，广州中医药大学副校长，岭南甄氏杂病流派第四代传承人，1988 年开始从事中医药防治呼吸系统疾病、疑难杂病及新发突发传染病等工作，师从广东省名中医甄梦初、国医大师晁恩祥教授。担任国务院联防联控机制综合组专家、国家中医药管理局中医疫病防治专家委员会副组长、国家中医药管理局高水平中医药重点学科中医急诊学学术带头人。

先后参与严重急性呼吸综合

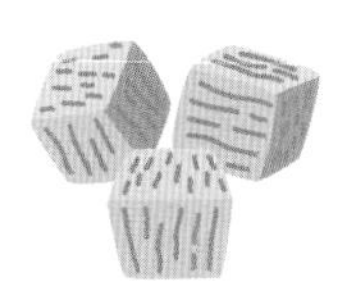

征（又称非典型肺炎，简称“非典”）、甲型流行性感冒、登革热、寨卡病毒感染疫情和新型冠状病毒感染疫情防控工作，在2003年抗击“非典”中，积极开展临床一线救治工作，其临床研究成果获得教育部科学技术进步奖二等奖。作为专家组主要成员分别参与制定甲型H1N1流感、人禽流感的国家中医药诊疗方案。自新型冠状病毒感染疫情暴发以来，出征14次，参加全国各地抗击新型冠状病毒感染的临床一线救治工作，提出了“扶正解毒”理论，研发“扶正解毒颗粒”“健儿解毒颗粒”，入选粤港澳大湾区中医药产业科技成果。

曾获得“全国卫生系统抗击非典先进个人”“全国抗击新冠肺炎疫情先进个人”“中国好医生”“最美医生”“全国优秀共产党员”“广东省南粤突出贡献奖”“南粤楷模”“最美科技志愿者”等荣誉称号。

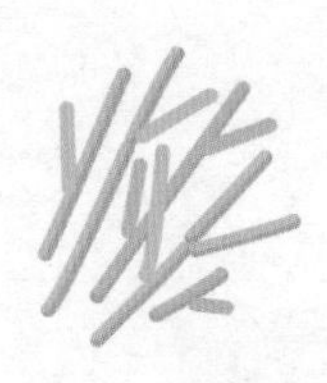

岭南甄氏杂病流派传承工作室建设项目

（项目编号：中医二院〔2013〕233号）

第二届全国名中医传承工作室建设项目（张忠德）

（粤中医办函〔2022〕52号）

张忠德岐黄学者支持项目

（国中医药人教函〔2022〕6号）

第七批全国老中医药专家学术经验继承项目

（国中医药办人教函〔2021〕272号）

广东省中医院中医药科学技术研究专项资助项目

（项目编号：2023MS36）

国家中医药管理局中医药创新团队及人才支持计划项目

（项目编号：ZYYCXTD-D-202203）

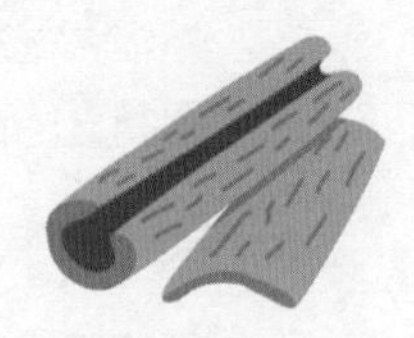

前　言

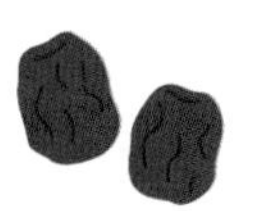

流行性感冒（简称流感）在我国属于丙类传染病，历史上在世界范围内曾引起多次暴发流行，一直是全球关注的重要公共卫生问题。近年来流感病毒来势汹汹，影响人类健康，给医疗卫生机构造成了巨大压力，使公共卫生面临严重威胁，也对社会的安定和国民经济产生了一定的负面影响。

儿童群体因“五脏六腑成而未全……全而未壮”，感染率和发病率都高于成人，也常常作为传染源将流感病毒传播给家庭其他成员，或带入学校和社区，引起更广泛的传播。儿童间的流感传播不仅会对医疗系统带来显著的冲击，还会给教育工作带来极大的影响，并使得许多家长出现恐慌情绪。

中医药是中华文明的瑰宝，在防治流感方面有着丰富的经验和独特的优势。中医辨证治疗不仅能缩短发热时间，更能够阻断疾病向重症和危重症进展。儿童患流感多数以轻症为主，大部分预后良好，家长如能及时、有效地采取科学的预防和治疗措施，将有效降低交叉感染风险，缩短症状持续时间，减少并发症，促进患者早日康复。

针对近几个月来全国多地儿童流感高发的情况，为确保全国防治流感医疗工作平稳有序，切实保护人民群众身体健康，张忠德教授团队根据多年来积累的流感防治经验，编写了这本《儿童流行性感冒中医药防治手册》，旨在帮助老百姓正确认识和应对儿童流感。本防治手册从儿童常见体质出发，有针对性地给予辨证施膳及小儿推拿、健儿操、穴位按摩等中医特色疗法指引，教会老百姓个性化预防方案；从儿童流感患者感染期、康复期常见症状出发，辨证给予相应药膳及小儿推拿、沐足、刮痧、穴位贴敷等中医特色疗法指引，使患儿家长在家即能做到对流感的早干预、早治疗，以期达到早康复；针对儿童流感常见症状，也相应地推荐了儿童常用中成药，应在医师或药师的指导下合理应用。全书内容通俗易懂，操作简单易行，并且配有部分小儿推拿的操作视频，书末附有儿童流行性感冒防治常用小儿推拿穴位定位和耳部主要穴位简图，以最大程度方便公众掌握手册中的内容，力求把儿童流感防治落到实处，为贯彻落实和推进健康中国行动贡献中医药力量。

编　者
2024 年 1 月

目 录

第一章

如何认识儿童流行性感冒

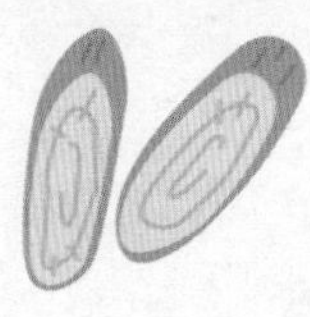

第二章

儿童常见体质个体化预防指引

第三章

流行性感冒常见症状的中医药应对措施

第四章
流感康复期常见症状的中医药应对措施

第五章
儿童流感防治的热门问题

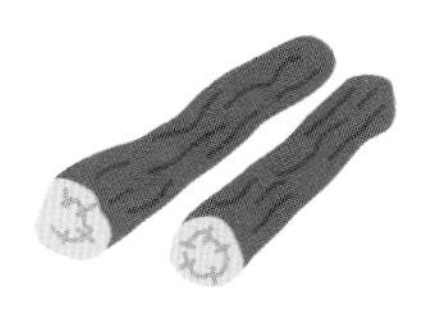

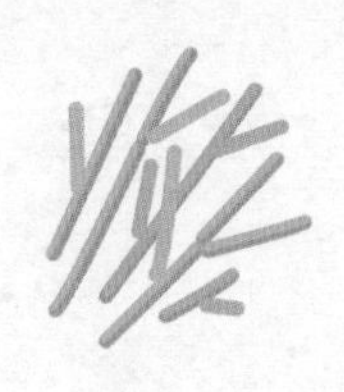

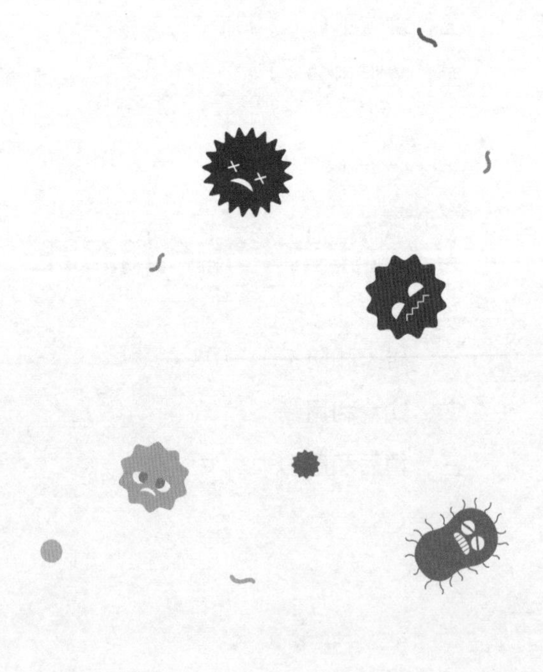

第一章

如何认识儿童流行性感冒

 一、流行性感冒是什么？

流行性感冒简称流感，是由流感病毒引起的一种急性呼吸道传染病，临床表现以高热、乏力、头痛、全身肌肉酸痛等全身中毒症状为主，也可见咽痛、咳嗽、鼻塞、流涕等呼吸道症状，但通常呼吸道症状较轻。流行性感冒在我国属于丙类传染病。其传染性强，人群普遍易感，发病率高，历史上在世界范围内曾发生多次流行性感冒暴发流行，是全球重点关注的公共卫生问题。

流感病毒属于正黏病毒科，是单股、负链、分节段的 RNA 病毒。根据其核蛋白及基质蛋白的不同，可分为甲型（A 型）、乙型（B 型）、丙型（C 型）、丁型（D 型）。甲型流感病毒宿主范围广，除感染人外，还能感染禽类及猪、马、海豹等多种动物。其表面的血凝素蛋白有 18 种亚型，神经氨酸酶蛋白有 11 种亚型，引起季节性流行的甲型流感病毒以 H_1N_1、H_3N_2、H_5N_1、H_7N_9 亚型为主，传染性强，容易发生变异，易引起全球性大流行。乙型流感病毒目前只在人和海豹中发现，分为 Victoria 系和 Yamagata 系，既往于多个流行季在人群中交替流行或混合流行，易引起季节性流行和暴发，但不会引起世界性的大流行。丙型流感病毒能在人和猪身上分离到，但多以散发病例形式出现，感染后症状较轻，一般不引起流行。丁型流感病毒主要感染猪、牛等，尚未发现人感染。儿童流行性感冒主要由甲型流感病毒和乙型流感病毒引起。

流行性感冒归属于中医“疫病”和“时行感冒”范畴，是有别于六淫且具有强烈传染性的外感病邪，人群普遍易感。《温疫论·自叙》曰："夫温疫之为病，非风、非寒、非暑、非湿，乃天地间别有一种异气所感。"主要病因为疫戾之气夹风、热、寒、湿等六淫不正之气，以邪袭肺卫，卫表失和，肺气失宣为主要病机。

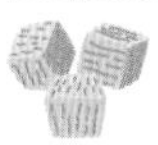

二、流行性感冒是如何传染的？

流行性感冒患者和隐性感染者是流行性感冒的主要传染源。流感病毒主要通过感染者打喷嚏、咳嗽、说话等产生的呼吸道飞沫传播，也可经口腔、鼻腔、眼睛等黏膜直接或间接接触感染。在人群密集且密闭或通风不良的房间内，也可通过气溶胶的形式传播。美国疾病控制和预防中心研究表明，流感病毒的有效传播距离为 1.83 米，超过这个距离，就是安全距离。因此，保持 2 米以上的距离是比较安全的。

儿童在流行性感冒的流行和传播中具有重要作用，流行性感冒流行季节儿童的感染率和发病率通常高于成年人。儿童作为主要传染源将流感病毒传给家庭成员，或带入学校和社区，从而造成更广泛的传播。

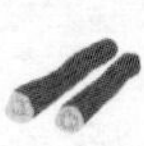

三、流行性感冒和普通感冒有什么区别？会转变为重症吗？

普通感冒可以由多种病原体引起，其中以病毒最为常见，包括鼻病毒、副流感病毒、呼吸道合胞病毒、腺病毒、柯萨奇病毒等，细菌和支原体等也可以引起普通感冒。普通感冒的症状与流感类似，通常表现为低中度发热，热程 1～2 天，但寒战、头痛、关节肌肉疼痛等全身症状通常较轻，打喷嚏、流鼻涕、鼻塞、咳嗽等呼吸道症状较为明显，一般没有严重并发症。流行性感冒主要是由甲型和乙型流感病毒感染引起，以高热（39～40℃）多见，寒战、头痛、关节肌肉疼痛等全身症状重，而咳嗽、咽痛、鼻塞流涕等呼吸道症状相对较轻；少数流行性感冒患者可能会发生横纹肌溶解、肺炎、中耳炎、心肌炎、脑炎、脑病、多器官功能衰竭等严重并发症。在流行性感冒流行季节，有流感样症状的儿童，尤其是有流行性感冒患者接触史的儿童，首先要考虑流感病毒感染，可以通过流感病毒抗原检测或流感病毒核酸检测来帮助明确诊断。

流感病毒感染后 1～3 天往往是决定预后的关键时期，健康儿童也可能出现重症流感，但 5 岁以下儿童和有基础疾病的患儿是重症流感的高危人群，2 岁以下的患儿更易出现严重并发症，6 个月以下的婴儿住院率及病死率最高。所以，5 岁以下有典型流感样症状的患儿，尤其是伴有基础疾病的患儿，无论流感快速抗原检测结果是否阳性，都需要在医生的指导下积极治疗。

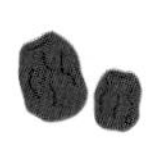

四、流行性感冒有没有潜伏期？潜伏期有传染性吗？

流行性感冒和其他病毒感染一样，是有潜伏期的。其潜伏期一般为 1～4 天，多数为 2 天。一般流感病毒感染者在临床症状出现前 24～48 小时即可排出病毒，在发病后 24 小时内达到高峰，成人和较大年龄儿童一般持续排毒 3～8 天，平均为 5 天；低龄儿童发病时的排毒量与成人无显著差异，但排毒时间更长；婴幼儿排毒时间长达 1～3 周。感染者从潜伏期末到发病的急性期均具有传染性。

五、为什么儿童容易得流行性感冒？

中医认为，小儿为稚阴稚阳之体，脏腑娇嫩，形体未充，抵御邪气的能力较弱，加之寒温不知自调，因而与成人相比，更易被疫疠邪气所伤，是疫疠邪气的易感群体，容易导致疫病的发生与流行。

首先，儿童呼吸道及免疫系统发育尚不完善，容易受到流感病毒等呼吸道病毒的侵袭而出现症状，并且儿童感染流感后排毒时间比成年人长，甚至长达 2 周左右。其次，学校、托幼机构为相对封闭的人群密集场所，儿童在集体场所中聚集、接触密切，由于儿童往往缺乏良好的卫生习惯，不能很好地做到咳嗽时遮住口鼻、勤洗手等，一旦有流感病例，就会容易导致流感的传播。因此，学龄儿童与其他人群相比流感感染率更高，学校的流感疫情暴发往往早于社区，流行季节需要加强学校及托幼机构的科学规范管理，并做好健康教育。

六、哪一类儿童是流行性感冒高危人群？

儿童的免疫系统正在发育中，身体各个器官还未发育完全，抵抗力较弱，所以儿童是流行性感冒的易感人群。其中，以下儿童属于流感感染高风险人群：① 6 个月至 5 岁的儿童；②营养不良的儿童；③长期使用免疫抑制剂的儿童；④患有基础疾病的儿童，如患有神经系统疾病（神经发育异常、神经肌肉疾病等）、呼吸系统疾病（哮喘、儿童闭塞性细支气管炎等）、心血管疾病（先天性心脏病等）、染色体病或基因缺陷病、肿瘤、糖尿病的儿童。

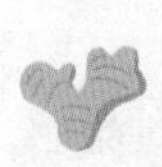

七、多大年龄的儿童可以接种流感疫苗？哪一类儿童应该优先接种？

超过 6 月龄的儿童均可以接种流感疫苗。以下人群为优先接种对象：① 6 月龄～5 岁婴幼儿及儿童，这个年龄段患流感后出现重症的风险高，流感住院负担重；②托幼机构、中小学校、监管场所等地方是容易发生流感暴发的重点场所，为此类场所的儿童接种流感疫苗可降低人群罹患流感风险和减少流感聚集性疫情的发生。

此外，6 月龄以下婴儿的家庭成员和看护人员也应积极接种流感疫苗，该类人群接种疫苗可间接保护 6 月龄以下婴儿。

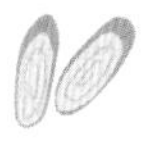

八、哪些儿童不适合接种流感疫苗？

①过敏人群：有严重过敏体质的儿童，尤其是对疫苗的组成成分，如甲醛、赋形剂、卵清蛋白等过敏者；②患有神经系统疾病人群：例如患有未控制的癫痫及其他进行性神经系统疾病的儿童，或有吉兰－巴雷综合征病史的儿童；③处于疾病急性期的患儿：患有急性疾病，或处于严重慢性病的急性发作期和发热的患儿，应在疾病康复或症状消失至少 2 周后接种疫苗。

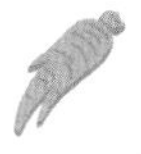

九、儿童接种流感疫苗有哪些注意事项？

1. 注意接种部位护理　采用肌内注射方式接种疫苗的儿童，在接种流感疫苗 24 小时内尽量保持局部皮肤清洁干燥，穿宽松纯棉的衣物，能够减少对局部的摩擦，降低发生感染的可能性。如接种部位出现轻微的红肿疼痛，可用热水袋热敷，促进局部血液循环，加快消肿。

2. **避免乱用药物** 在接种流感疫苗前一周尽量避免私自用药，否则容易和疫苗产生相互作用，从而影响接种效果。

3. **保持良好的生活习惯** 注意补充身体的营养，均衡饮食，适当休养并且保持良好心态。

4. **与其他疫苗接种的预留时间间隔** 建议与其他疫苗接种间隔大于 14 天。

5. **正确认识不良反应** 儿童接种流感疫苗后，可能会出现发热、流涕、咳嗽、肌肉酸痛、皮疹等不良反应，一般在 2～3 天左右会自行缓解，建议多喝温开水，保持充足的睡眠，充分休息。如果以上症状长时间无法缓解，可以到医院就诊。

十、接种流感疫苗就不会得流行性感冒了吗?

接种流感疫苗后还是有可能会得流感。接种完流感疫苗后，一般需要 2 周左右时间才能产生有效的抗体，抗体浓度到达峰值后会随着时间的推移而逐渐降低，若接种时间过短或保护性抗体减少至达不到有效保护浓度时，还是有可能会感染流感病毒而发病。

此外，流感病毒处于不断变异中，当接种了流感疫苗的儿童遇到已发生变异的流感病毒时，体内的抗体不一定能够消灭变异后的病毒，还是可能会感染流感病毒而发病。

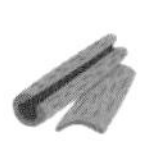

十一、流感病毒与其他病原体叠加感染该如何鉴别与处理?

流感病毒可以合并其他病毒（如鼻病毒、冠状病毒、呼吸道合胞病毒等）或细菌、支原体等其他病原体导致叠加感染。营养不良、免疫力低下或合并慢性基础疾病的儿童易出现叠加感染。叠加感染可使症状更加严重，导致患儿出现高热不退、持续干咳、乏力、胸痛等症状。所以当患儿出现较严重的症状或者属于易发生叠加感染的人群，需要尽快就医进行必要的检查，以便尽可能明确病原体，进行有针对性的治疗，切勿未经评估和诊断滥用抗生素、抗病毒药物。

第二章

儿童常见体质个体化预防指引

中医强调治未病，未病先防。根据儿童不同的体质特点，有针对性地进行调理，对于流感的预防可以起到积极的作用。为了便于大众掌握儿童体质特点和调理要点，我们将儿童常见体质划分为 7 类，将每种体质患儿的特征、舌质和舌苔、辨证施膳、中医特色疗法总结参见表 2-1。

一、平和质

平和质儿童的特征为：体态适中，面色红润，精力充沛，头发浓密，耐受寒热等。

（一）辨证施膳

1. 香菇虾米蛋花汤

材料：鸡蛋 2 个，香菇 2 朵，虾米 10g，精盐适量。

功效：健脾补肺益气。

制作方法：将鸡蛋打入碗中，搅匀，香菇用温水浸泡 30 分钟后切片备用。锅中放入香菇片、虾米，加入适量清水，大火煮沸后将鸡蛋均匀淋入，放入适量精盐调味即可。

2. 虫草花蒸鸡

材料：鸡半只（约 350g），虫草花（干品）20g，红枣（去核）2 ~ 4 粒，生姜 10g，生抽、食用油、精盐适量。

功效：健脾润肺补气。

制作方法：诸物洗净，生姜切丝，虫草花加清水泡发至软备

表 2-1　儿童常见体质个体化调理速查

体质类型	特征	舌质、舌苔	辨证施膳	中医特色疗法
平和质	体态适中，面色红润，精力充沛，头发浓密，耐受寒热等	舌淡红，苔薄白	①香菇虾米蛋花汤 ②虫草花蒸鸡	①小儿推拿（摩腹、捏脊） ②平调五脏健儿操
气虚质	容易感冒，疲倦乏力，活动后出汗多，胃口一般，大便不成形等	舌淡红，舌边有齿痕	①太子参山药煲猪骨 ②陈皮瘦肉粥	①小儿推拿（补脾经、补肺经） ②按揉肺俞、脾俞
阳虚质	面色㿠白，畏冷，手足不温，喜热饮食，精神不振等	舌淡胖嫩	①龙眼肉桂饮 ②枸杞羊排骨汤	①小儿推拿（工字搓背） ②灸神阙、气海 ③中药沐浴（艾叶、桂枝）
阴虚质	体形偏瘦，手足心热，口鼻咽干，喜冷饮，大便干等	舌红少津	①雪梨瘦肉汤 ②沙参玉竹猪骨汤	①小儿推拿（揉上马、分推手阴阳） ②按揉太溪穴、三阴交
痰湿质	体形肥胖，多汗，胸闷，痰多，喜食肥甘甜黏等	苔腻	①杏仁陈皮饮 ②扁豆黄骨鱼汤	①小儿推拿（补脾经、顺运内八卦、清肺经） ②耳穴压豆（脾、胃、大肠）

续表

体质类型	特征	舌质、舌苔	辨证施膳	中医特色疗法
湿热质	形体中等或偏瘦，面垢油光，青春期儿童易生痤疮，口苦口干，身重困倦，大便黏滞不畅或燥结，小便短黄等	舌偏红，苔黄腻	①冬瓜焖鸭 ②丝瓜排骨汤	①小儿推拿（清补脾经、清天河水、清胃经） ②刮痧疗法（双侧大杼穴至胃俞穴）
气郁质	情感脆弱，情绪多变，烦闷不乐等	舌淡红，苔薄白	①玫瑰麦芽饮 ②柚皮茉莉饮	①小儿推拿（捏脊、按弦走搓摩、清肝经） ②穴位按摩（太冲、行间）

用，鸡肉切成小块，加入适量生抽、食用油、生姜丝、精盐腌制15分钟，然后将虫草花、红枣与鸡肉块混合均匀，放入锅中蒸15分钟即可食用。

（二）中医特色疗法

1. 小儿推拿（摩腹、捏脊）

功效：健脾和胃补气。

操作方法：

（1）摩腹：用手掌掌面或食指、中指、无名指、小指的指腹贴附于小儿腹部，以腕关节屈伸旋转动作，带动前臂做环旋抚摩动作。按顺时针、逆时针方向各操作100次。

摩腹视频

（2）捏脊：用双手拇指和食指作捏物状手形，自儿童腰骶开始，沿脊柱交替向前捏捻皮肤；每向前捏捻三下，用力向上提一下，至大椎为止，然后以食指、中指、无名指端沿着脊柱两侧向下梳抹；每提捻一遍随后梳抹一遍。操作5～10次。

捏脊视频

2. 平调五脏健儿操

功效：平调五脏。

步骤：

（1）预备式：双腿微张，双手上举，下按肩膀、腰部，弯腰按膝盖、脚尖，翻掌上举，头往上看，踮脚，下落。

（2）调肝式：马步，两手提至两侧腰间握固成拳，拳心向上。将左拳向前冲出，同时旋转腕部变成拳心向右，发出“哈”声并用力收紧拳头，共发声并握拳 3 次，收拳换右拳，动作与出左拳相同。

（3）调心式：左弓步，两臂同时侧起，与肩同高，掌心向上，肘微屈，配合吸气，抬头翘尾，沉肩坠肘，头后仰，低头，配合呼气。目视前上方，稍停。下颌回收，两臂回收交叉胸前，配合吸气。两臂打开至原位置，配合呼气，重复 3 次。左脚收回并步。右式与左式动作相同，方向相反。

（4）调脾式：弓步，左右两手伸直向后划圆 3 圈，带动腹部运动，换腿重复上述动作 1 次。

（5）调肺式：立位，两足分开与肩同宽，两手自然垂放于身体两侧，吸气用鼻，呼气用嘴，重复 3 次：

第一步：双手平举成抱球状，吸气时双手打开，呼气时双手收回至原位置，重复 3 次；

第二步：双手放于身体侧面，紧贴裤缝，沿体侧吸气上移，呼气下滑，左右两边交替，重复 3 次；

第三步：双手放于身体侧面，双腿交替抬起，屈髋、屈膝

90°，抬起吸气，放下呼气。

（6）调肾式：立位，两足分开与肩同宽。右手心放于肚脐，左手举高伸直，向右做侧身运动，左手微曲，成数字“6”状。重复 3 次后换另一侧，动作相同，方向相反。

（7）收势：摆臂踏步 10 秒，静立缓慢呼吸 30 秒。

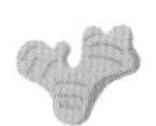

二、气虚质

气虚质儿童的特征为：容易感冒，疲倦乏力，活动后出汗多，胃口一般，大便不成形等。

（一）辨证施膳

1. 太子参山药煲猪骨

材料：猪扇骨 1 块（约 400g），太子参（图 2-1）10g，山药（鲜品）100g，生姜 10g，精盐适量。

功效；健脾补肺益气。

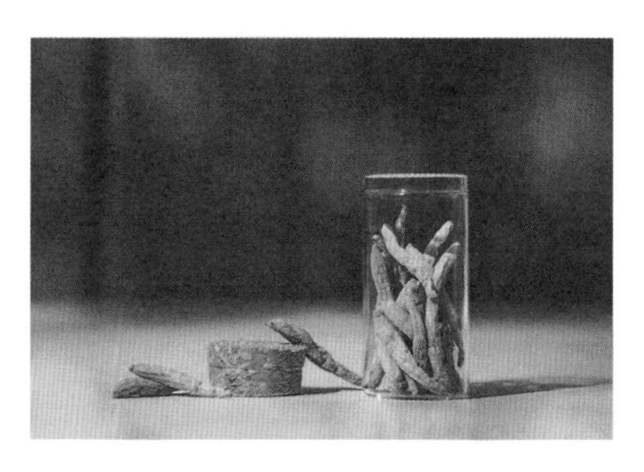

图 2-1　太子参

制作方法：诸物洗净，将猪扇骨剁成小块焯水备用，山药削皮后切成块；将所有食材一起放入锅中，加适量清水，大火煮沸后改为小火煲1小时，放入适量精盐调味即可。

2. 陈皮瘦肉粥

材料：大米80g，瘦肉50g，陈皮（图2-2）3g，生姜5g，食用油、精盐适量。

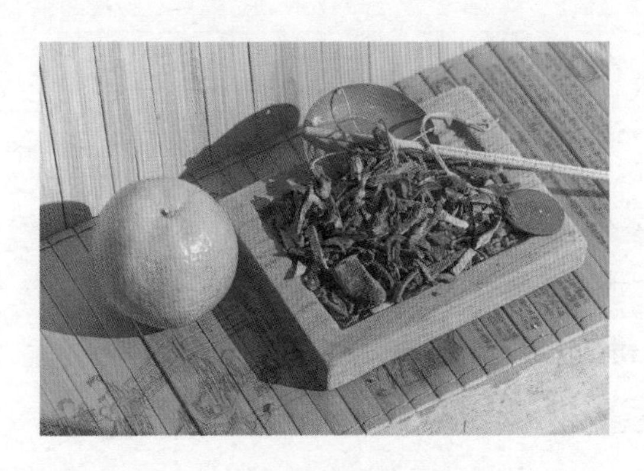

图2-2 陈皮

功效：健脾益气。

制作方法：将诸物洗净，大米浸泡约半小时，瘦肉切成肉末后用油、盐腌制10分钟，生姜切丝，将全部材料一起放入锅中，煮至粥成即可。

（二）中医特色疗法

1. 小儿推拿（补脾经、补肺经）

功效：健脾补肺。

操作部位：脾经、肺经。脾经：拇指桡侧缘赤白肉际处，由指尖至指根成一直线。肺经：无名指掌面由指尖到指根成一直线。

操作方法：

（1）补脾经：用一只手固定儿童的拇指，充分暴露儿童拇指的外侧缘部分，用另一只手的拇指指面或外侧缘贴附于儿童的拇指外侧缘，做由指尖向指根方向的直推。操作200次。

（2）补肺经：用一只手固定儿童的无名指，充分暴露儿童无名指的指面部分，用另一只手的拇指指面或外侧缘贴附于儿童的无名指指面，做由指尖向指根方向的直推。操作200次。

2. 按揉肺俞、脾俞

功效：健脾补肺。

操作部位：肺俞、脾俞（图2-3）。肺俞：在脊柱区，第3胸椎棘突下，后正中线旁开1.5寸。脾俞：在脊柱区，第11胸椎棘突下，后正中线旁开1.5寸。

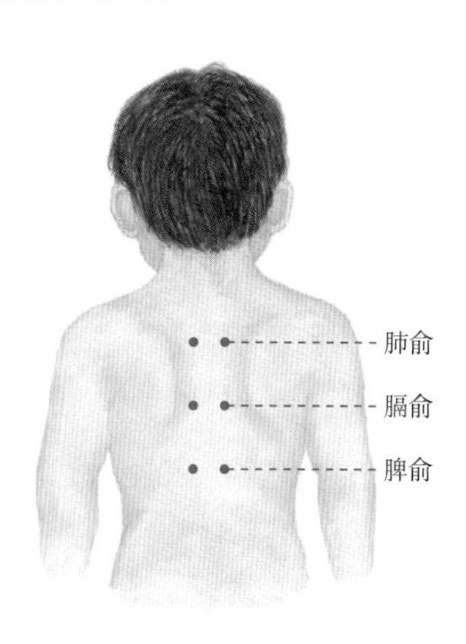

图2-3 肺俞、脾俞

按揉肺俞视频

操作方法：用拇指或食指指腹吸定于穴位处，以腕关节回旋运动或掌指关节的屈伸旋转带动前臂做旋转活动以按揉穴位，力度要适中，以穴位感到酸胀为宜。每个穴位按揉 150～200 次。

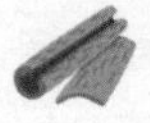

三、阳虚质

阳虚质儿童的特征为：面色㿠白，畏冷，手足不温，喜热饮食，精神不振等。

（一）辨证施膳

1. 龙眼肉桂饮

材料：龙眼肉（干品）15g，肉桂粉 2g，红枣（去核）2～4 枚，冰糖适量。

功效：温阳补气养血。

制作方法：将上述材料放入锅中，加适量清水，煎煮约 30 分钟，放入适量冰糖调味。趁热代茶饮。

2. 枸杞羊排骨汤

材料：羊排骨 250g，枸杞子 10g，山药（鲜品）50g，精盐适量。

功效；健脾温阳补气。

制作方法：诸物洗净，将羊排骨切成小块，放入沸水中焯水备用，山药去皮后切块备用。将上述食材放入锅中，加适量清水，大火煮沸后改为小火煲 1 小时，加入精盐调味即可。

（二）中医特色疗法

1. 小儿推拿（工字搓背）

功效：温补阳气。

操作部位：脊背部、肺俞、肾俞。肺俞：在脊柱区，第 3 胸椎棘突下，后正中线旁开 1.5 寸。肾俞：在脊柱区，第 2 腰椎棘突下，后正中线旁开 1.5 寸。

操作方法：用掌根或大小鱼际在儿童的脊背做快速来回的“工”字形往返摩擦。先擦热脊柱，以微微发热为度；再横擦肺俞穴和肾俞穴，以微微发热为度。操作 5～10 次。

2. 灸神阙、气海

功效：温阳散寒。

操作部位：神阙、气海（图 2-4）。神阙：在腹中部，位于脐中央。气海：在下腹部，脐中下 1.5 寸，前正中线上。

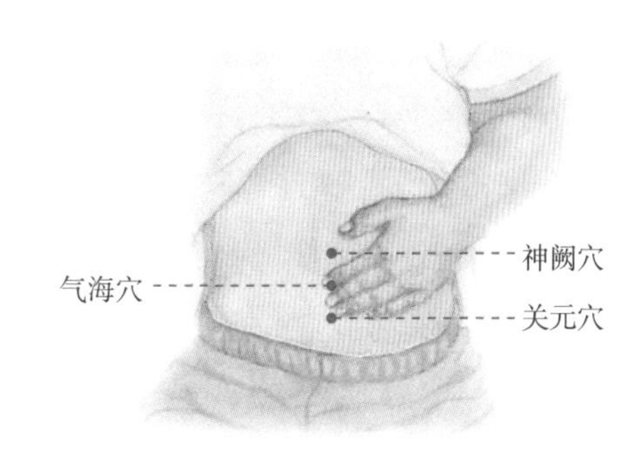

图 2-4　神阙、气海

操作方法：将点燃的艾条置于穴位一定距离处进行熏灸，距离以患者穴位局部皮肤潮红、温热为度。每个穴位灸10～15分钟。

3. 中药沐浴（艾叶、桂枝）

材料：艾叶30g、桂枝30g。

功效：温阳散寒解表。

操作方法：将艾叶、桂枝放入锅中，加适量清水煮开，放至合适温度时沐浴用。

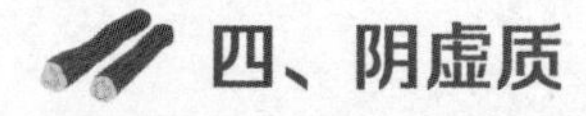

四、阴虚质

阴虚质儿童的特征为：体形偏瘦，手足心热，口鼻咽干，喜冷饮，大便干等。

（一）辨证施膳

1. 雪梨瘦肉汤

材料：瘦肉200g，雪梨1个（约200g），精盐适量。

功效：养阴清热。

制作方法：瘦肉洗净，切成小块；雪梨洗净，去核，切块。将上述食材一起放入锅中，加入适量清水，大火煮沸后转小火煮1.5小时后，放入适量精盐调味即可。

2. 沙参玉竹猪骨汤

材料：猪脊骨350g，北沙参10g，玉竹10g，生姜10g，精盐适量。

功效：滋阴润肺。

制作方法：诸物洗净，猪脊骨剁成小块，放入沸水中焯水备用。将上述食材一起放入锅中，加入适量清水，大火煮沸后转小火煮 1.5 小时后，放入适量精盐调味即可。

（二）中医特色疗法

1. 小儿推拿（揉上马、分推手阴阳）

功效：养阴清热。

操作部位：上马、手阴阳。上马：在手背无名指及小指掌指关节后方凹陷处。手阴阳：在手掌面，腕掌关节横纹处。

操作方法：

（1）揉上马：操作者一手握儿童四指，使掌指关节屈曲，充分暴露穴位，用另一手拇指或中指指端附着于穴位上，以腕关节回旋运动或掌指关节的屈伸旋转带动前臂做旋转活动以按揉穴位，力度要适中，以穴位感到酸胀为宜。按揉 200 次。

（2）分推手阴阳：操作者用两手拇指指面或外侧缘着力于腕横纹中点，向两旁做“一”字形推动。操作 100 次。

2. 按揉太溪、三阴交

功效：滋阴降火。

操作部位：太溪、三阴交。太溪穴：在足踝区，内踝尖与跟腱之间凹陷中。三阴交：在小腿内侧，内踝尖上 3 寸，胫骨内侧缘后。

操作方法：用拇指或食指指腹，吸定于穴位处，以腕关节回旋运动或掌指关节的屈伸旋转带动前臂做旋转活动以按揉穴位，力度要适中，以穴位感到酸胀为宜。每个穴位按揉 150～200 次。

五、痰湿质

痰湿质儿童的特征为：体形肥胖，多汗，胸闷，痰多，喜食肥甘甜黏等。

（一）辨证施膳

1. 杏仁陈皮饮

材料：甜杏仁 10g，陈皮 3g，冰糖适量。

功效：燥湿化痰。

制作方法：将上述材料放入锅中，加入适量清水，煎煮约 30 分钟，放入适量冰糖调味。趁热代茶饮。

2. 扁豆黄骨鱼汤

材料：黄骨鱼 1 条（约 150g），炒白扁豆 20g，砂仁 3g，生姜 10g，食用油、精盐适量。

功效：健脾补气化痰。

制作方法：将黄骨鱼处理干净，油煎至两面微黄；炒白扁豆提前浸泡半小时。将黄骨鱼、炒白扁豆、生姜一起放入锅中，加入适量清水，大火煮沸后转小火煮 1.5 小时，加入砂仁再煮 5 分钟，放入适量精盐调味即可。

（二）中医特色疗法

1. 小儿推拿（补脾经、顺运内八卦、清肺经）

功效：健脾理气化痰。

操作部位：脾经、内八卦、肺经。脾经：拇指桡侧缘赤白肉际处，由指尖至指根成一直线。内八卦：位于手掌面，以掌心为圆心，以圆心到中指根部中外 1/3 处为半径所画的圆即为内八卦。肺经：无名指掌面由指尖到指根成一直线。

操作方法：

（1）补脾经：用一只手固定儿童的拇指，充分暴露儿童拇指的外侧缘部分，用另一只手的拇指指面或外侧缘贴附于儿童的拇指外侧缘，做由指尖向指根方向的直推。操作 200 次。

（2）顺运内八卦：操作者一手握住患者的手指，使患者手掌平坦，掌心向上，用另一手的拇指指面从小鱼际起按顺时针方向在内八卦上做环形推动，推运一周为一次，操作 200 次。

（3）清肺经：用一只手固定儿童的无名指，充分暴露儿童无名指的指面部分，用另一只手的拇指指面或外侧缘贴附于儿童的无名指指面，做由指根向指尖方向的直推。操作 200 次。

2. 耳穴压豆（脾、胃、大肠）

选穴：脾、胃、大肠。

功效：健脾化痰。

操作方法：取王不留行耳穴贴。左手手指托持耳郭，在选用的穴区用 75% 酒精常规消毒皮肤，待干后，右手将备好的王不留行耳穴贴对准穴位紧贴其上，每穴轻轻按揉 1～2 分钟，每日 3～5 次，隔 3 日更换 1 次，双耳交替。

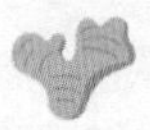

六、湿热质

湿热质儿童的特征为：形体中等或偏瘦，面垢油光，青春期儿童易生痤疮，口苦口干，身重困倦，大便黏滞不畅或燥结，小便短黄等。

（一）辨证施膳

1. 冬瓜焖鸭

材料：鸭半只（约750g），冬瓜（不去皮）150g，生姜20g，生抽、精盐适量。

功效：养阴清热利湿。

制作方法：将鸭肉清洗干净，切成小块，放入沸水中焯水后备用；冬瓜洗净，切成小块。将上述食材一起放入锅中，加入适量清水，大火煮沸后加入生抽、精盐，转小火焖至鸭肉软烂即可。

2. 丝瓜排骨汤

材料：排骨250g，丝瓜100g，芡实20g，黄豆20g，生姜15g，精盐适量。

功效：清热除湿，利水消肿。

制作方法：排骨清洗干净，切成小块，放入沸水中焯水后备用；丝瓜削皮后洗净、切块；芡实、黄豆放入温水中浸泡半小时。将上述食材一起放入锅中，加入适量清水，大火煮沸后转小火煮1.5小时，放入适量精盐调味即可。

（二）中医特色疗法

1. 小儿推拿（清补脾经、清天河水、清胃经）

功效：清热健脾祛湿。

操作部位：脾经、天河水、胃经。脾经：拇指桡侧缘赤白肉际处，由指尖至指根成一直线。天河水：前臂内侧正中，腕横纹至肘横纹成一直线。胃经：大鱼际外侧赤白肉际处，拇指根至腕横纹。

操作方法：

（1）补脾经：用一只手固定儿童的拇指，充分暴露儿童拇指的外侧缘部分，用另一只手的拇指指面或外侧缘贴附于儿童的拇指外侧缘，做由指尖向指根方向的直推（图 2-5）。操作 200 次。

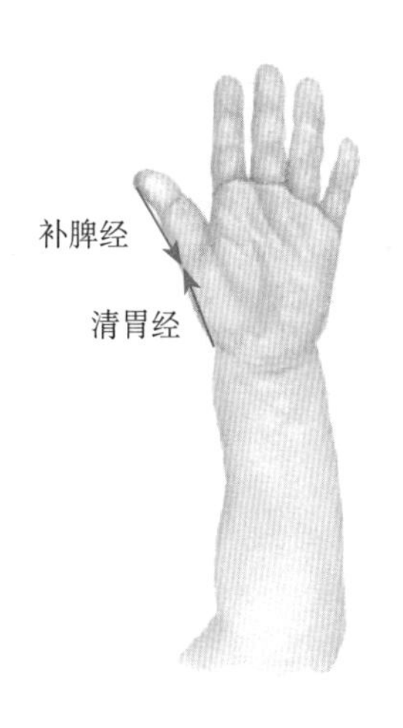

图 2-5　补脾经、清胃经

（2）清天河水：用一只手固定儿童的手臂，使其前臂伸直，充分暴露前臂内侧面。用另一只手的食指、中指并拢伸直，指面贴附于儿童的前臂内侧，做由腕横纹向肘横纹方向的直推（图 2-6）。操作 200 次。

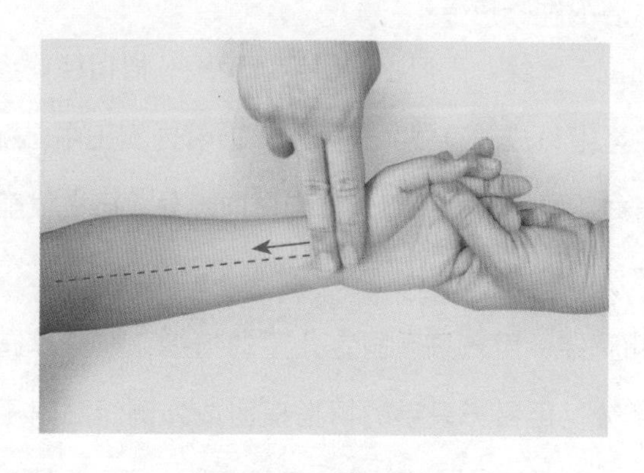

图 2-6　清天河水

（3）清胃经：用一只手固定儿童的拇指及大鱼际，充分暴露儿童大鱼际的外侧缘，用另一只手的食指、中指指腹或拇指指腹贴附于儿童的大鱼际外侧缘，做由腕横纹向拇指根部方向的直推（图 2-5）。操作 200 次。

2. 刮痧疗法（双侧大杼穴至胃俞穴）

准备物品：刮痧板（检查边缘有无缺损）、刮痧油、毛巾等。

功效：化湿清热。

操作部位：双侧大杼至胃俞。大杼：在脊柱区，第 1 胸椎棘突下，后正中线旁开 1.5 寸。胃俞：在脊柱区，第 12 胸椎棘突下，后正中线旁开 1.5 寸。

操作方法：先将刮痧油均匀地涂抹在操作部位，刮痧板与皮肤呈 45° 角，由上至下刮，刮拭力度及速度要均匀，以儿童能耐受为主，刮痧时间一般控制在 10～15 分钟。

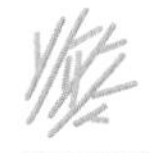

七、气郁质

气郁质儿童的特征为：情感脆弱，情绪多变，烦闷不乐等。

（一）辨证施膳

1. 玫瑰麦芽饮

材料：玫瑰花 5g，麦芽 10g，黄冰糖适量。

功效：疏肝解郁，健脾消食。

制作方法：将上述材料放入锅中，加入适量清水，煎煮约 30 分钟，放入适量黄冰糖调味。趁热代茶饮。

2. 柚皮茉莉饮

材料：柚子皮（干品）100g，茉莉花（干品）10g，蜂蜜适量。

功效：疏肝行气解郁。

制作方法：将柚子皮放入沸水中煮 5～10 分钟，取出，沥干水分；拌入茉莉花、蜂蜜后放入锅中，小火煎煮至黏稠，倒入干燥的玻璃瓶中密封贮存，饮用时取少量沸水冲服。

（二）中医特色疗法

1. 小儿推拿（捏脊、按弦走搓摩、清肝经）

功效：行气解郁。

操作方法：

（1）捏脊：用双手拇指和食指作捏物状手形，自儿童腰骶开始，沿脊柱交替向前捏捻皮肤；每向前捏捻三下，用力向上提一下，至大椎为止，然后以食指、中指、无名指端沿着脊柱两侧向下梳抹；每提捻一遍随后梳抹一遍。操作 5～10 次。

（2）按弦走搓摩：儿童取坐位或仰卧位，或操作者将儿童抱坐在怀中，儿童双手交叉，搭在对侧肩上，操作者用双掌轻贴在儿童两侧胁肋部，从儿童两腋下胁肋处自上而下搓摩至肚角处，力度适中。操作 50 次。

（3）清肝经：用一只手固定儿童的食指，充分暴露儿童食指的指面部分，用另一只手的拇指指面或外侧缘贴附于儿童的食指指面，做由指根向指尖方向的直推。操作 200 次。

2. 按揉太冲、行间

功效：疏肝行气。

操作部位：太冲、行间。太冲：在足背，第 1、2 跖骨间，跖骨底结合部前方凹陷中。行间：在足背，第 1、2 趾间，趾蹼缘后方赤白肉际处。

操作方法：用拇指或食指指腹，吸定于穴位处，以腕关节回旋运动或掌指关节的屈伸旋转带动前臂做旋转活动以按揉穴位，力度要适中，以穴位感到酸胀为宜。每个穴位按揉 150～200 次。

第三章

流行性感冒常见症状的中医药应对措施

儿童流行性感冒的主要表现有发热、咽痛、咳嗽、鼻塞、流涕、呕吐、腹泻等。我们可以根据儿童患病时主要症状的特点，辨别其寒热属性，有针对性地采取一些应对措施，如中成药、药膳、中医特色疗法等。需要注意的是，中成药应在医师或药师的指导下合理应用；儿童必须在成人监护下使用中成药；请将相关药物放在儿童不能接触的地方。

一、发热（表 3-1）

表 3-1　发热辨证与治疗措施

	风寒	风热
发热特点	热势不高，伴有恶风寒	热势偏高，恶寒轻
鼻	鼻塞，鼻痒，流清涕，喷嚏	鼻塞，鼻干，流黄涕，喷嚏
咽	咽痒	咽干，咽痛
身上的各种小信号	咳嗽，咯白痰，头痛，肌肉酸痛，大便正常或不成形等	咳嗽，咯黄痰，头痛，骨节疼痛，大便难解等
舌质、舌苔	舌淡或淡红，苔薄白	舌红，苔薄黄或黄厚腻
中成药	①荆防颗粒 ②风寒感冒颗粒 ③正柴胡饮颗粒 ④小柴胡颗粒	①儿童清肺口服液 ②小儿热速清口服液 ③小儿清热宁颗粒 ④小儿退热口服液 ⑤小儿豉翘清热颗粒 ⑥金银花口服液 ⑦金振口服液 ⑧小儿柴桂退热颗粒

续表

	风寒	风热
中成药		⑨九味双解口服液 ⑩四季抗病毒合剂 ⑪连花清瘟颗粒
辨证施膳	①苏叶葛根饮 ②姜枣红糖饮	①桑叶芦根饮 ②薄荷桔梗饮
中医特色疗法	①小儿推拿（开天门、推坎宫、揉太阳、揉耳后高骨、清肺经、清天河水、揉外劳宫、推三关） ②中药沐足（桂枝、藿香、威灵仙） ③姜片搓热肺俞、风门	①小儿推拿(开天门、推坎宫、揉太阳、揉耳后高骨、清肺经、清天河水、推脊、清肝经) ②中药沐足（柴胡、青蒿、金银花） ③刮痧疗法（胸背部）

（一）风寒

1. 中成药

（1）荆防颗粒

适应证：①呼吸道症状：发热恶寒，鼻塞流涕，无汗，咳嗽；②其他：头身疼痛，肌肉酸痛等。

功效：发汗解表，祛风除湿。

用法用量：开水冲服。3 岁以下，每次 1/3 袋；3～14 岁，每次半袋。每日 3 次。

（2）风寒感冒颗粒

适应证：①呼吸道症状：发热恶寒，鼻塞流涕，咳嗽等；②其他：头痛等。

功效：解表发汗，疏风散寒。

用法用量：开水冲服。3 岁以下，每次 1/3 袋；3～14 岁，每次半袋。每日 3 次。

（3）正柴胡饮颗粒

适应证：①呼吸道症状：发热恶寒，无汗，鼻塞流涕，喷嚏，咽痒咳嗽等；②其他：四肢酸痛等。

功效：发散风寒，解热止痛。

用法用量：开水冲服。3 岁以下，每次 1/3 袋；3～14 岁，每次半袋。每日 3 次。

（4）小柴胡颗粒

适应证：①呼吸道症状：热势不高，寒热往来等；②其他：胸闷，胁肋部胀，食欲不振，心烦喜呕，口苦咽干等。

功效：解表散热，疏肝和胃。

用法用量：开水冲服。3 岁以下，每次 1/3 袋；3～14 岁，每次半袋。每日 3 次。

☆小贴士

- 荆防颗粒、正柴胡饮颗粒可用于发热伴有四肢酸痛者。
- 小柴胡颗粒可用于热势不高者。

2. 辨证施膳

（1）苏叶葛根饮

适应证：恶寒，发热，颈项僵痛等。

材料：紫苏叶 10g，葛根 10g，生姜 10g。

功效：疏风散寒，解肌退热。

制作方法：将上述材料放入锅中，放入适量清水，煎煮约 30

分钟。趁热代茶饮。

（2）姜枣红糖饮

适应证：恶寒，发热，鼻塞，流涕，喷嚏等。

材料：生姜10g，红枣（去核）2～3枚，葱白10g，红糖适量。

功效：发汗解表散寒。

制作方法：将上述材料放入锅中，放入适量清水，煎煮约15分钟即可。趁热代茶饮。

3. 中医特色疗法

（1）小儿推拿（开天门、推坎宫、揉太阳、揉耳后高骨、清肺经、清天河水、揉外劳宫、推三关）

适应证：恶风寒，鼻塞，流清涕，咳嗽，咯白痰，肌肉酸痛等。

功效：解表散寒退热。

操作部位：天门、坎宫、太阳、耳后高骨、肺经、天河水、外劳宫、三关。天门：位于头部，两眉头连线的中点至前发际成一直线。坎宫：位于头部，自眉头起沿眉向眉梢成一直线。太阳：在头部，当眉梢与目外眦之间，向后约一横指的凹陷中。耳后高骨：位于头部，两侧耳后入发际高骨下凹陷中。肺经：无名指掌面由指尖到指根成一直线。天河水：前臂内侧正中，腕横纹至肘横纹成一直线。外劳宫：位于手背，第二、三掌骨间，指掌关节后0.5寸凹陷中。三关：位于前臂桡侧，腕横纹至肘横纹成一直线。

操作方法：

1）开天门：操作者用两手及四指固定患儿头部，用两拇指交替由印堂向上直推至前发际（图3-1）。操作100次。

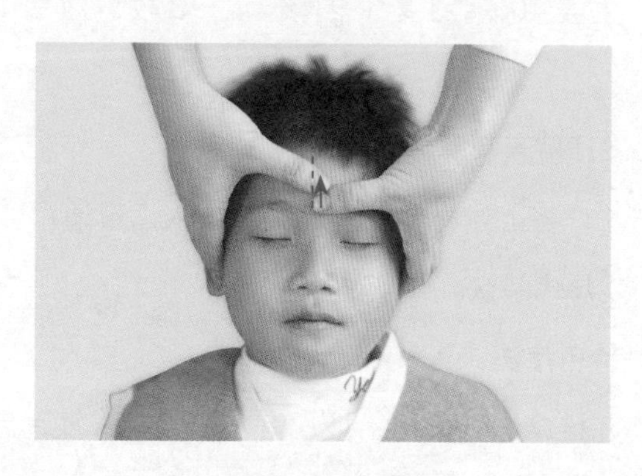

图3-1　开天门

2）推坎宫：操作者用两手固定患儿头部，用两拇指由眉头沿眉向眉梢做分推。操作100次。

3）揉太阳：操作者用两手及四指固定患儿头部，用两拇指指端或指腹在眉梢与目外眦连线中点向后一横指凹陷处的太阳穴。操作100次。

4）揉耳后高骨：操作者用双手分别贴附于患儿头部两侧偏上处，用两手中指指端用力按揉两侧耳后入发际高骨下凹陷处（图3-2）。操作100次。

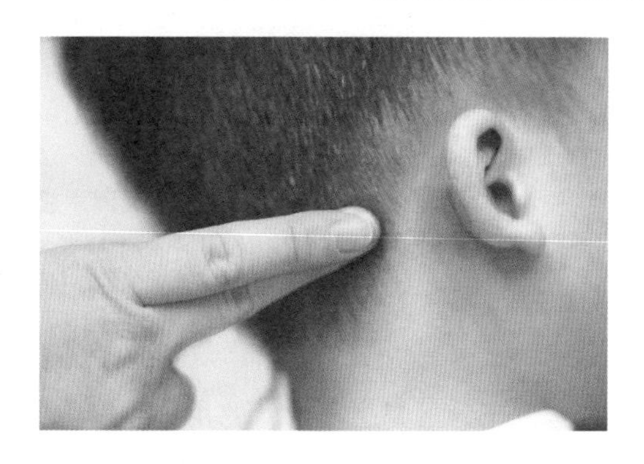

图 3-2　揉耳后高骨

5）清肺经：用一只手固定儿童的无名指，充分暴露儿童无名指的指面部分，用另一只手的拇指指面或外侧缘贴附于儿童的无名指指面，做由指根向指尖方向的直推（图 3-3）。操作 200 次。

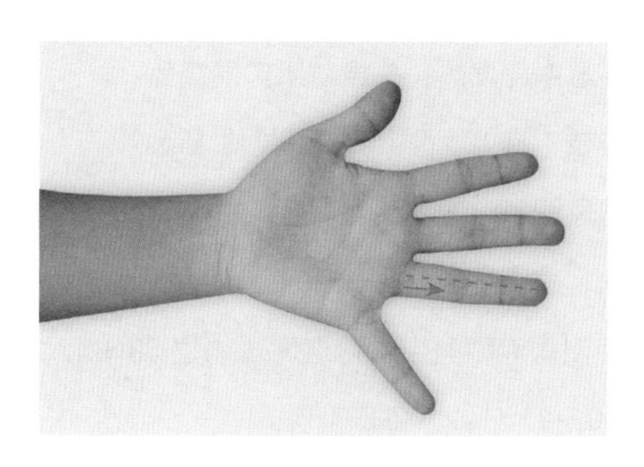

图 3-3　清肺经

6）清天河水：用一只手固定儿童的手臂，使其前臂伸直，充分暴露前臂内侧面。用另一只手的食指、中指并拢伸直，指面贴附于儿童的前臂内侧，做由腕横纹向肘横纹方向的直推。操作 200 次。

清天河水视频

7）揉外劳宫：充分暴露患儿手背，用一手指（拇指、食指、中指均可）贴附于患儿手背正中，与内劳宫穴相对处的外劳宫穴进行揉动。操作100次。

8）推三关：用一只手固定患儿的手臂，使其前臂伸直，充分暴露前臂桡侧，用另一手中指、食指指面贴附于前臂内侧面的桡侧，做由腕横纹向肘横纹方向的直推。操作300次。

（2）中药沐足（桂枝、藿香、威灵仙）

适应证：恶寒，发热，头痛，肌肉酸痛等。

材料：桂枝15g，藿香15g，威灵仙15g。

功效：疏风解表，散寒化湿。

操作方法：将上述药材放入锅中，加入适量清水煎煮30～40分钟。取药汁倒入泡脚盆中，待温时（水温38～42℃左右）开始泡脚，每次10～15分钟，每日1次。

（3）姜片搓热肺俞、风门

适应证：发热，恶风寒，流清涕，喷嚏，咳嗽等。

材料：生姜。

功效：疏风散寒。

操作部位：肺俞、风门（图3-4）。肺俞：位于背部，在第3

胸椎棘突下，旁开 1.5 寸。风门：位于背部，在第 2 胸椎棘突下，旁开 1.5 寸。

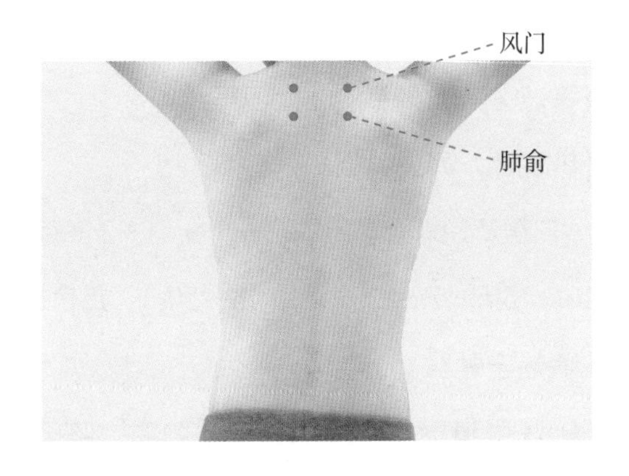

图 3-4　肺俞、风门

操作方法：将生姜清洗干净后切成直径约 3cm、厚度约 0.5 ~ 1cm 的薄片。把姜片放入锅中炒热，放置至微温后，搓肺俞、风门，至穴位部微微发热，每个穴位操作 3 ~ 5 分钟。

注意事项：姜片温度不宜过高。对于 3 岁以下儿童，要严格控制姜片温度，以免烫伤，操作时间以 1 ~ 3 分钟为宜；对于 3 岁以上儿童，可以操作 3 ~ 5 分钟。

（二）风热

1. 中成药

（1）儿童清肺口服液

适应证：①呼吸道症状：高热，咳嗽，痰多，咽痛等；②其他：面赤，口渴，大便干结等。

功效：清肺化痰。

用法用量：口服。每次2支，6岁以下每次1支，每日3次。

（2）小儿热速清口服液

适应证：①呼吸道症状：发热、咽喉肿痛、鼻塞流涕、咳嗽、咽干咽痛等；②其他：头痛、大便干结等。

功效：清热解毒，泻火利咽。

用法用量：口服。1岁以内每次2.5～5ml，1～3岁每次5～10ml，3～7岁每次10～15ml，7～12岁每次15～20ml，每日3～4次。

（3）小儿清热宁颗粒

适应证：①呼吸道症状：高热，咽喉肿痛，咳嗽，痰多等；②其他：大便干结等。

功效：清热解毒。

用法用量：开水冲服。1～2岁每次4g（1袋），每日2次；3～5岁每次4g（1袋），每日3次；6～14岁每次8g（2袋），每日2～3次。

（4）小儿退热口服液

适应证：①呼吸道症状：高热，恶风，咽喉肿痛，咳嗽等；②其他：头痛目赤，大便干结等。

功效：疏风解表，解毒利咽。

用法用量：口服。5岁以下儿童每次10ml；5～10岁儿童每次20～30ml，每日3次。

（5）小儿豉翘清热颗粒

适应证：①呼吸道症状：发热，鼻塞流涕，咽痛，咳嗽咳痰等；②其他：胃口差，口渴，腹胀，便秘或大便酸臭，小便黄等。

功效：疏风解表，清热导滞。

用法用量：口服。6 个月～1 岁以内每次 1～2g，1～3 岁每次 2～3g，4～6 岁每次 3～4g，7～9 岁每次 4～5g，10 岁以上每次 6g，每日 3 次。

（6）金银花口服液

适应证：①呼吸道症状：发热口渴、咽喉肿痛等；②其他：痱疹鲜红等。

功效：清热解毒，疏散风热。

用法用量：口服。3 岁以下每次 10ml，每日 2 次；3～7 岁每次 10ml，每日 3 次；7 岁以上每次 20ml，每日 3 次。

（7）金振口服液

适应证：发热、咳嗽、咳吐黄痰、咳吐不爽等。

功效：清热解毒，祛痰止咳。

用法用量：口服。6 个月至 1 岁每次 5ml，每日 3 次；2～3 岁每次 10ml，每日 2 次；4～7 岁每次 10ml，每日 3 次；8～14 岁每次 15ml，每日 3 次。疗程 5～7 日，或遵医嘱。

（8）小儿柴桂退热颗粒

适应证：①呼吸道症状：发热，流涕，咽红等；②其他：头身痛，口渴，便干，小便黄等。

功效：发汗解表，清里退热。

用法用量：开水冲服。1 岁以内每次 2g；1～3 岁每次 4g；4～6 岁每次 6g；7～14 岁每次 8g；每日 4 次，3 日为一个疗程。

（9）九味双解口服液

适应证：①呼吸道症状：发热或恶风，鼻塞，咳嗽，咽痛或红肿等；②其他：头痛，口渴，大便干燥等。

功效：解表清热，泻火解毒。

用法用量：口服。1～2岁每次3ml，每日2次。3～4岁每次5ml，每日2次。5～6岁每次5ml，每日3次。7～9岁每次10ml，每日2次。13～14岁每次20ml，每日2次。

（10）四季抗病毒合剂

适应证：①呼吸道症状：发热，流涕，咳嗽等；②其他：头痛等。

功效：清热解毒，消炎退热。

用法用量：口服，小儿2～5岁每次5ml，5～7岁每次5～10ml，每日3次。

（11）连花清瘟颗粒

适应证：①呼吸道症状：发热恶寒，鼻塞流涕，咳嗽，咽干咽痛，咳嗽，咯黄痰；②其他：肌肉酸痛，头痛等。

功效：清瘟解毒，宣肺泄热。

用法用量：口服。6个月~1岁每次2～3g，每日3次；1～5岁，每次3～6g，每日3次；5岁以上每次6g，每日3次。

☆小贴士

- 金银花口服液可用于发热伴有痱疹等皮肤病症者。
- 小儿豉翘清热颗粒可用于发热伴有胃口差，腹胀，便秘或大便酸臭，小便黄等。

• 连花清瘟颗粒可用于发热伴有肌肉酸痛、头痛、痰黄者。

2. 辨证施膳

（1）桑叶芦根饮

适应证：发热，流黄涕，咳嗽，咯黄痰，大便难解等。

材料：桑叶 10g，芦根 10g。

功效：疏散风热，解毒退热。

制作方法：上述材料放入锅中，放入适量清水，煎煮约 15 分钟即可。趁热代茶饮。

（2）薄荷桔梗饮

适应证：发热，咽干，咽痛等。

材料：薄荷 5g，桔梗 10g，甘草 3g。

功效：清热解表利咽。

烹制方法：上述材料放入锅中，放入适量清水，煎煮约 15 分钟即可。趁热代茶饮。

3. 中医特色疗法

（1）小儿推拿（开天门、推坎宫、揉太阳、揉耳后高骨、清肺经、清天河水、推脊、清肝经）

适应证：发热，鼻干，流黄涕，咽痛，痰黄，骨节疼痛，大便难解等。

功效：疏风清热。

操作部位：天门、坎宫、太阳、耳后高骨、肺经、天河水、脊、肝经。天门：位于头部，两眉头连线的中点至前发际成一直线。坎宫：位于头部，自眉头起沿眉向眉梢成一直线。太阳：在头部，当眉梢与目外眦之间，向后约一横指的凹陷中。耳后高骨：位于头部，两侧耳后入发际高骨下凹陷中。肺经：无名指掌面由指尖到指根成一直线。天河水：前臂内侧正中，腕横纹至肘横纹成一直线。脊：背脊正中，尾骨末端长强穴至大椎穴处。肝经：食指掌面由指尖到指根成一直线。

操作方法：

1）开天门：操作者用两手及四指固定患儿头部，用两拇指交替由印堂向上直推至前发际。操作 100 次。

2）推坎宫：操作者用两手固定患儿头部，用两拇指由眉头沿眉向眉梢做分推。操作 100 次。

3）揉太阳：操作者用两手及四指固定患儿头部，用两拇指指端或指腹在眉梢与目外眦连线中点向后一横指凹陷处的太阳穴。操作 100 次。

4）揉耳后高骨：操作者用双手分别贴附于患儿头部两侧偏上处，用两手中指指端用力按揉两侧耳后入发际高骨下凹陷处。操作 100 次。

5）清肺经：用一只手固定儿童的无名指，充分暴露儿童无名指的指面部分，用另一只手的拇指指面或外侧缘贴附于儿童的无名指指面，做由指根向指尖方向的直推。操作 200 次。

6）清天河水：用一只手固定儿童的手臂，使其前臂伸直，充分暴露前臂内侧面。用另一只手的食指、中指并拢伸直，指面贴附于儿童的前臂内侧，做由腕横纹向肘横纹方向的直推。操作 100 次。

7）推脊：充分暴露患儿背部，用食指、中指、无名指指腹从患儿大椎穴处自上而下直推至尾骨。操作 100 次。

8）清肝经：用一只手固定儿童的食指，充分暴露儿童食指的指面部分，用另一只手的拇指指面或外侧缘贴附于儿童的食指指面，做由指根向指尖方向的直推。操作 200 次。

（2）中药沐足（柴胡、青蒿、金银花）

适应证：发热，流黄涕，咽干，咽痛等。

材料：柴胡 20g，青蒿 20g，金银花 20g。

功效：清热疏风解表。

操作方法：将上述药材放入锅中，加入适量清水煎煮 30～40 分钟。取药汁倒入泡脚盆中，待温时（水温 38～42℃左右）开始泡脚，每次 10～15 分钟，每日 1 次。

（3）刮痧疗法（胸背部）

适应证：发热，咽干，咽痛，痰黄，骨节疼痛等。

用物准备：刮痧板（检查边缘有无缺损）、刮痧油、毛巾等。

功效：清热解表。

操作部位：胸部、背部。

操作方法：先将刮痧油均匀涂抹在操作部位，刮痧板与皮肤呈 45°角，由上至下刮，刮拭力度及速度要均匀，以患者能耐受为度，刮痧时间一般控制在 10～15 分钟。

 二、咽痛（表3-2）

表 3-2 咽痛辨证与治疗措施

	寒包火	风热
咽	轻、中度咽痛咽干	咽喉红肿热痛
身上的各种小信号	恶寒发热，肌肉酸痛，口舌生疮，胸中烦热，咳嗽咯痰，大便秘结	或伴咳嗽、咯黄痰，大便难解等
舌质、舌苔	舌淡胖，苔白或厚腻	舌红，苔薄黄或黄厚腻
中成药		**（1）以咽痛为主** ①儿童清肺丸 ②开喉剑喷雾剂（儿童型） ③金喉健喷雾剂 ④六灵解毒丸 ⑤小儿咽扁颗粒 **（2）咽痛伴有发热** ①儿感清口服液 ②小儿青翘颗粒 ③芩香清解口服液 ④金莲清热泡腾片 ⑤清宣止咳颗粒 ⑥小儿宝泰康颗粒 ⑦小儿清热利肺口服液
辨证施膳	①苏叶桔梗饮 ②橄榄炖瘦肉	①罗汉果饮 ②岗梅饮
中医特色疗法	①小儿推拿（擦肺俞、挤捏天突） ②掐揉少商	①小儿推拿（掐少商、按揉合谷） ②刮痧疗法（颈前中线两侧）

（一）寒包火

1. 辨证施膳

（1）苏叶桔梗饮

适应证：咽痛，咽痒，伴恶寒发热、肌肉酸痛等。

材料：紫苏叶 10g，桔梗 10g，甘草 3g，黄冰糖适量。

功效：解表利咽。

制作方法：将上述材料放入锅中，加入适量清水，煎煮约 15 分钟，再加适量黄冰糖调味即可。趁热代茶饮。

（2）橄榄炖瘦肉

适应证：咽痛，咽干等。

材料：瘦肉 100g，生姜 10g，青橄榄 3 枚，精盐适量。

功效：散寒解毒利咽。

制作方法：将所有材料清洗干净，瘦肉切块，将上述食材一起放入锅中，大火煮沸后改为小火继续煮 1 小时，放入适量精盐调味即可食用。

2. 中医特色疗法

（1）小儿推拿（擦肺俞、挤捏天突）

适应证：咽痛，咽干，咳嗽咯痰等。

功效：清热利咽，宣肃肺气。

操作部位：肺俞、天突。肺俞：位于背部，在第 3 胸椎棘突下，旁开 1.5 寸。天突：位于颈前区，在胸骨上窝中央，前正中线上。

操作方法：

1）擦肺俞：用一手掌面或小鱼际横置于患儿肺俞穴处，在两侧穴位间做较快速的往返摩擦，至局部微微发热，操作100次。

2）挤捏天突：操作者用两手拇指、食指捏住患儿天突穴，相对用力向中央对称挤捏，使局部皮肤变成紫红色或紫黑色。

（2）掐揉少商

适应证：咽痛，咽干等。

功效：利咽止痛。

操作部位：少商。少商：位于手拇指末节桡侧，距指甲角0.1寸处。

操作方法：操作者将患儿的拇指固定，用力用拇指指甲掐少商穴（图3-5），以不掐破皮肤为宜，掐后以拇指指腹着力在穴位上揉动，两手各掐揉30次。

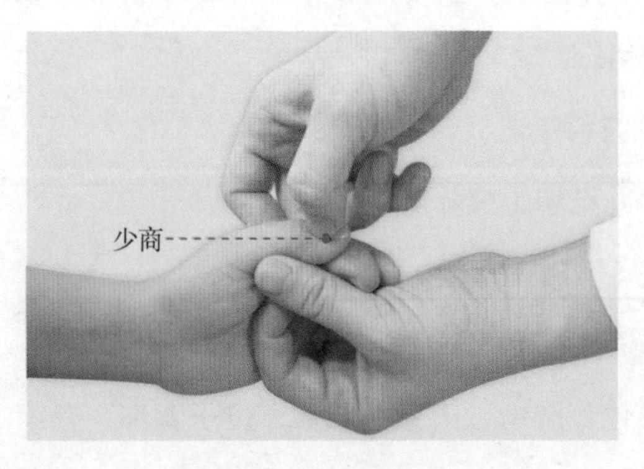

图3-5　掐揉少商

（二）风热

1. 中成药

（1）以咽痛为主

1）儿童清肺丸

适应证：咽喉红肿，面赤身热，咳嗽气促，痰多黏稠，咽痛声哑等。

功效：清肺解表，化痰止咳。

用法用量：口服，每次1丸，每日2次；3岁以下每次半丸。

2）开喉剑喷雾剂（儿童型）

适应证：咽喉肿痛，牙龈肿痛。

功效：清热解毒，消肿止痛。

用法用量：喷患处。每次适量，每日数次。

3）金喉健喷雾剂

适应证：咽痛、咽干、咽喉红肿、牙龈肿痛、口腔溃疡等。

功效：祛风解毒，消肿止痛，清咽利喉。

用法用量：喷患处，每次适量，每日数次。

4）六灵解毒丸

适应证：咽喉肿痛，咽干口干等。

功效：清热解毒，消痰止痛。

用法用量：①口服，每日3次，1岁每次1粒，4～8岁每次5～6粒；②外用，可取数粒用水或米醋化水外敷，如红肿将要出脓或溃烂，切勿再敷。

5）小儿咽扁颗粒

适应证：咽喉肿痛，咽干口干，咳嗽痰黄等。

功效：清热利咽，解毒止痛。

用法用量：开水冲服，1～2岁每次4g，每日2次；3～5岁每次4g，每日3次；6～14岁每次8g，每日2～3次。

☆小贴士

• 儿童清肺丸、小儿咽扁颗粒可用于咽喉肿痛伴有声音嘶哑、咳嗽痰多等。

• 金喉健喷雾剂、开喉剑喷雾剂（儿童型）可用于咽喉肿痛伴有牙龈肿痛的情况。

（2）咽痛伴有发热

1）儿感清口服液

适应证：咽喉肿痛，发热恶寒，鼻塞流涕，咳嗽有痰，口渴等。

功效：解表清热，宣肺化痰。

用法用量：口服。1～3岁每次10ml，每日2次；4～7岁每次10ml，每日3次；8～14岁每次20ml，每日3次。

2）小儿青翘颗粒

适应证：恶寒发热，咽部红肿疼痛，吞咽时加剧，咽干灼热。

功效：清热疏风，解毒利咽，消肿止痛。

用法用量：开水冲服。5～7岁每次7.5g，每日3次；8～10岁每次7.5g，每日4次；11～14岁每次l0g，每日3次。5岁以下小儿遵医嘱。

3）芩香清解口服液

适应证：①呼吸道症状：发热，咽红肿痛，鼻塞，流涕，咳嗽等；②其他：便秘，口渴烦躁等。

功效：疏散风热，清泻里热，解毒利咽。

用法用量：口服，6个月～3岁每次5ml；3～7岁每次10ml；7～14岁每次15ml，每日3次。

4）金莲清热泡腾片

适应证：高热，口渴，咽干，咽痛，咳嗽，痰稠。

功效：清热解毒，利咽生津，止咳祛痰。

用法用量：加热水适量，充分溶解后口服。1岁以下每次1片，每日3次，高热时每日4次；1～15岁每次1～2片，每日4次，高热时每4小时1次，或遵医嘱。

5）清宣止咳颗粒

适应证：咽部红肿疼痛，发热，微恶风寒，咳嗽，咯痰，鼻塞流涕等。

功效：疏风清热，宣肺止咳。

用法用量：开水冲服，1～3岁每次1/2包；4～6岁每次3/4包；7～14岁每次1包，每日3次。

6）小儿宝泰康颗粒

适应证：咽痛，发热，鼻塞流涕，咳嗽等。

功效：解表清热，止咳化痰。

用法用量：温开水冲服。1周岁以内每次2.6g，1～3岁每次4g，3～12岁每次8g，每日3次。

7）小儿清热利肺口服液

适应证：咽痛，发热，咳嗽或咯痰，流涕或鼻塞，口渴等。

功效：清热宣肺、止咳平喘。

用法用量：口服，1～2岁每次6～10ml，3～5岁每次10～20ml，6～14岁每次20～30ml，每日3次。

☆小贴士

• 小儿青翘颗粒——咽喉肿痛伴有咽干灼热等。

• 芩香清解口服液——发热伴有咽喉肿痛、便秘、口渴烦躁等。

2. 辨证施膳

（1）罗汉果饮

适应证：咽痛，咽干，口舌生疮，咯黄痰，大便不通等。

材料：罗汉果1/2个，胖大海1～2枚，甘草3g。

功效：清热利咽止痛。

制作方法：将上述材料放入锅中，放入适量清水，煎煮约15分钟即可。趁热代茶饮。

（2）岗梅饮

适应证：咽痛，咽干，牙龈肿痛，小便黄等。

材料：岗梅根15g，土牛膝10g，黄冰糖适量。

功效：清热解毒，消肿利咽止痛。

制作方法：将上述材料放入锅中，放入适量清水，煎煮约15分钟，放入适量黄冰糖调味即可。趁热代茶饮。

3. 中医特色疗法

（1）小儿推拿（掐少商、按揉合谷）

适应证：咽痛，咽干，或伴发热、鼻塞、头痛等。

功效：清热解表，利咽止痛。

操作部位：少商、合谷。少商：位于手拇指末节桡侧，距指甲角 0.1 寸处。合谷：位于手背第 1、2 掌骨间，当第二掌骨桡侧的中点处。

操作方法

1）掐少商：操作者将患儿的拇指固定，用力用拇指指甲轻掐少商穴，以不掐破皮肤为宜，两手各操作 30 次。

2）按揉合谷：操作者用一手固定患儿手臂，充分暴露手掌桡侧，用另一手的拇指指端或指腹在合谷穴上揉动（图 3-6）。操作 200 次。

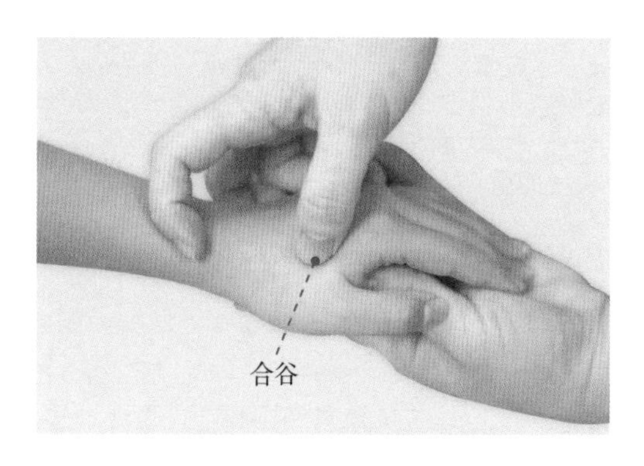

图 3-6　按揉合谷

（2）刮痧疗法（颈前中线两侧）

适应证：咽痛，咽干，咽部有痰等。

准备物品：刮痧板（检查边缘有无缺损）、刮痧油、毛巾等。

操作部位：颈前中线两侧。

功效：清热利咽。

操作方法：先将刮痧油均匀地涂抹在操作部位，刮痧板与皮肤呈 45°角，由上至下刮，刮拭力度及速度要均匀，以患者能耐受为度，刮痧时间一般控制在 10～15 分钟。

注意事项：刮痧力度宜轻柔。

三、咳嗽（表 3-3）

表 3-3　咳嗽辨证与治疗措施

	风寒	风热	风燥
咳嗽特点	咳嗽声重，受风寒后加重	咳嗽剧烈	咳嗽声清脆
痰	痰白、清稀	痰黄，或痰黏、难咯	干咳为主，无痰
咽	咽痒	咽干，咽痛	咽干
身上的各种小信号	流清涕，打喷嚏，鼻塞，大便正常或不成形等	流黄涕，鼻塞，打喷嚏，大便难解等	鼻干，口干，大便干结等
舌质、舌苔	舌淡或淡红，苔薄白	舌红，苔薄黄或黄厚腻	舌红，苔少

续表

	风寒	风热	风燥
中成药		①小儿消积止咳口服液 ②小儿肺热咳喘口服液（颗粒） ③小儿清肺化痰口服液（颗粒） ④小儿麻甘颗粒 ⑤儿童咳液 ⑥小儿百部止咳糖浆 ⑦小儿牛黄清肺散	
辨证施膳	①金桔陈皮饮 ②蒸橙子	①金桔马蹄饮 ②雪梨大海饮	①百合莲子饮 ②石斛太子参煲排骨
中医特色疗法	①小儿推拿（清肺经、擦膻中、擦肺俞） ②穴位贴敷（白芥子、生姜）	①小儿推拿（清肺经、擦膻中、擦肺俞、清天河水、退六腑、清肝经） ②刮痧疗法（列缺到尺泽）	①小儿推拿（揉天突、分推肩胛骨、揉上马） ②熏蒸疗法（前胡、款冬花、北沙参）

（一）风寒

1. 辨证施膳

（1）金桔陈皮饮

适应证：咳嗽声重，受风寒后加重，痰白清稀等。

材料：金桔 50g，生姜 10g，陈皮 2g，桔梗 5g，黄冰糖适量。

功效：散寒解表，化痰止咳。

制作方法：先将生姜切片，再将上述材料一起放入锅中，加入适量清水，煎煮约40分钟，加入适量黄冰糖调味即可，趁温热代茶饮。

（2）蒸橙子

适应证：咳嗽，咯白痰等。

材料：橙子1个（约150g），陈皮3g，生姜10g。

功效：疏风散寒，健脾止咳。

制作方法：新鲜橙子在中上1/4处切下橙盖，挖出少量橙肉；陈皮、生姜切细丝，放入橙子中，盖上橙盖，冷水上锅蒸15分钟，去掉陈皮、生姜后，趁温热吃橙肉。

2. 中医特色疗法

（1）小儿推拿（清肺经、擦膻中、擦肺俞）

适应证：咳嗽，咯白痰，咽痒，或伴有发热、鼻塞、流清涕等。

功效：祛风散寒，止咳化痰。

操作部位：肺经、膻中、肺俞。肺经：无名指掌面由指尖到指根成一直线。膻中：位于胸部，横平第4肋间隙，在前正中线上（图3-7）。肺俞：位于背部，在第3胸椎棘突下，旁开1.5寸。

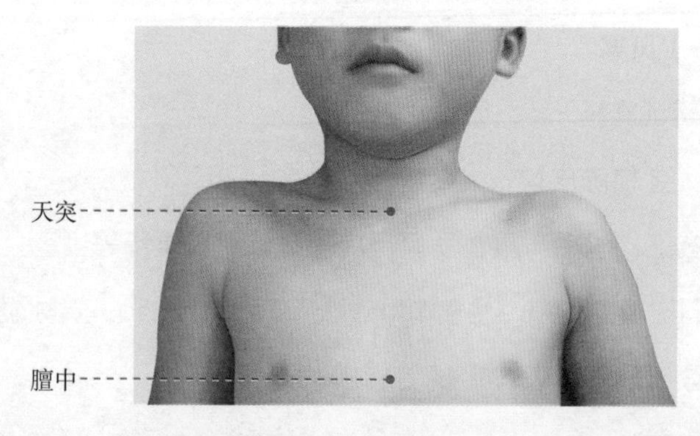

图3-7　膻中

操作方法：

1）清肺经：用一只手固定儿童的无名指，充分暴露儿童无名指的指面部分，用另一只手的拇指指面或外侧缘贴附于儿童的无名指指面，做由指根向指尖方向的直推。操作200次。

2）擦膻中：用一手掌面或小鱼际沿患儿身体的横轴或纵轴方向在膻中穴周围做较快速的直线来回摩擦，至局部发热，操作50次。

3）擦肺俞：用一手掌面或小鱼际横置于患儿的穴位处，在两侧穴位间做较快速的往返摩擦，至局部微微发热，操作100次。

（2）穴位贴敷

适应证：咳嗽，咽痒，咯白稀痰等。

材料：白芥子5g，生姜10g。

选穴：天突。天突：位于颈部，在前正中线上，胸骨上窝中央。

功效：温肺散寒，化痰止咳。

操作方法：生姜取汁备用，将白芥子打粉后加入适量生姜汁调成糊状。取少量药糊后放在纱布上，敷于天突穴。每次敷10～15分钟。若皮肤过敏者应慎用。

（二）风热

1. 中成药

（1）小儿消积止咳口服液

适应证：①呼吸道症状：咳嗽，痰多，色黄，喉间痰鸣等；②其他：腹胀，口臭等。

功效：清热肃肺，消积止咳。

用法用量：口服，1岁以内每次5ml，1～2岁每次10ml，3～4

岁每次15ml，5岁以上每次20ml，每日3次，5天为1个疗程。

（2）小儿肺热咳喘口服液（颗粒）

适应证：①呼吸道症状：咳嗽，痰黄，或兼喘息；②其他：发热，汗出，微恶风寒，口干而渴等。

功效：清热化痰，宣肺平喘。

用法用量：①口服液：口服，1～3岁每次1支，每日3次；4～7岁每次1支，每日4次；8～12岁每次2支，每日3次。②颗粒：开水冲服，3岁以下每次3g，每日3次，3岁以上每次3g，每日4次；7岁以上每次6g，每日3次。

（3）小儿清肺化痰口服液（颗粒）

适应证：咳嗽痰喘，呼吸气促，喉中作响。

功效：清热化痰，止咳平喘。

用法用量：①口服液：口服。1岁以内每次服3ml，1～5岁每次服10ml，5岁以上每次服15～20ml；每日2～3次，用时摇匀。②颗粒：开水冲服，1岁以下每次3g，1～5岁每次6g，5岁以上每次9～12g，每日2～3次。

（4）小儿麻甘颗粒

适应证：咳嗽，痰黄量多或黏稠，或兼喘息，咽痛等。

功效：平喘止咳，利咽祛痰。

用法用量：口服，小儿1岁以下每次0.8g，1～3岁每次1.6g，4岁以上每次2.5g，每日4次。

（5）儿童咳液

适应证：咳嗽气喘，吐痰黄稠或咯痰不爽，咽干喉痛。

功效：清热润肺，去痰止咳。

用法用量：口服，1～3 岁每次半支，4 岁以上每次 1 支，每日 4 次。

（6）小儿百部止咳糖浆

适应证：咳嗽，痰多，痰黄黏稠，咯吐不爽，痰稠难出等。

功效：清肺止咳化痰。

用法用量：口服，2 岁以上每次 10ml，2 岁以下每次 5ml，每日 3 次。

（7）小儿牛黄清肺散

适应证：咳嗽，痰多，色黄，发热，咽干咽痛。

功效：清肺止咳化痰。

用法用量：口服，1 岁以内每次 0.5g，1～3 岁每次 0.5～1g，每日 2 次。

☆小贴士

• 小儿消积止咳口服液可用于咳嗽伴有腹胀、口臭等。

• 小儿肺热咳喘口服液（颗粒）、小儿清肺化痰口服液（颗粒）可用于咳嗽伴有气喘。

• 小儿麻甘颗粒可用于咳嗽伴有气喘、咽痛等。

• 小儿牛黄清肺散可用于咳嗽伴有发热、咽痛。

2. 辨证施膳

（1）金桔马蹄饮

适应证：咳嗽，咯黄痰，咽干，咽痛等。

材料：金桔 50g，马蹄 30g，北沙参 5g，桔梗 5g，黄冰糖适量。

功能：清热化痰、理气止咳。

制作方法：先将马蹄削皮、切碎，再将上述材料一起放入锅中，放入适量清水，煎煮约 40 分钟，加入适量黄冰糖调味即可。

（2）雪梨大海饮

适应证：咳嗽，咯黄痰，咽干，咽痛，大便难等。

材料：雪梨 1 个（约 200g），胖大海 1～2 枚，黄冰糖适量。

功效：清热润肺，止咳化痰。

制作方法：将雪梨洗净、去核、切成小块后与胖大海一起放入锅中，加适量清水，大火煮开后转小火继续煮 30 分钟，放入适量黄冰糖调味即可。

3. 中医特色疗法

（1）小儿推拿（清肺经、擦膻中、擦肺俞、清天河水、退六腑、清肝经）

适应证：咳嗽，咯黄痰，咽干咽痛，鼻塞，流黄涕，大便难解等。

功效：疏风清热，止咳化痰。

操作部位：肺经、膻中、肺俞、天河水、六腑、肝经。肺经：无名指掌面由指尖到指根成一直线。膻中：在胸部，横平第 4 肋间隙，前正中线上。肺俞：位于背部，在第 3 胸椎棘突下，旁开 1.5 寸。天河水：前臂内侧正中，腕横纹至肘横纹成一直线。六腑：在前臂尺侧缘（小拇指一侧），腕横纹至肘横纹成一条直线。肝经：食指掌面由指尖到指根成一直线。

操作方法：

1）清肺经：用一只手固定儿童的无名指，充分暴露儿童无名指的指面部分，用另一只手的拇指指面或外侧缘贴附于儿童的无名指指面，做由指根向指尖方向的直推。操作 200 次。

2）擦膻中：用一手掌面或小鱼际沿患儿身体的横轴或纵轴方向在膻中穴周围做较快速的直线来回摩擦，至局部发热。操作 50 次。

3）擦肺俞：用一手掌面或小鱼际横置于患儿的肺俞穴处，在两侧穴位间做较快速的往返摩擦，至局部微微发热。操作 100 次。

4）清天河水：用一只手固定儿童的手臂，使其前臂伸直，充分暴露前臂内侧面。用另一只手的食指、中指并拢伸直，指面贴附于儿童的前臂内侧，做由腕横纹向肘横纹方向的直推。操作 200 次。

5）退六腑：操作者用一手固定患儿手臂，使患儿前臂伸直，充分暴露前臂尺侧，用另一手的指面贴附于前臂内侧尺侧缘，做由肘横纹向腕横纹方向的直推（图 3-8）。操作 200 次。

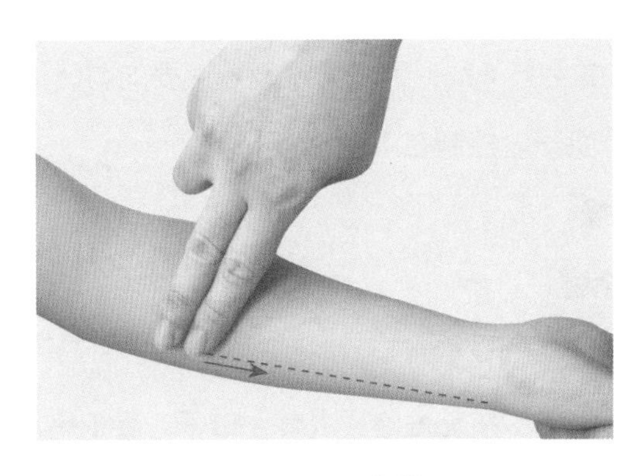

图 3-8　退六腑

退六腑视频

6）清肝经：用一只手固定儿童的食指，充分暴露儿童食指的指面部分，用另一只手的拇指指面或外侧缘贴附于儿童的食指指面，做由指根向指尖方向的直推。操作 200 次。

（2）刮痧疗法

适应证：咳嗽，咯痰，痰色偏黄，或伴鼻塞、流涕等。

准备物品：刮痧板（检查边缘有无缺损）、刮痧油、毛巾等。

操作部位：前臂（从列缺到尺泽）。列缺：在前臂，腕掌侧远端横纹上 1.5 寸，拇短伸肌腱和拇长展肌腱之间，拇长展肌腱沟的凹陷中。尺泽：在肘区，肘横纹上，肱二头肌腱桡侧缘凹陷中。

功效：清热止咳。

操作方法：先将刮痧油均匀地涂抹在操作部位，刮痧板与皮肤呈 45° 角，由上至下刮，刮拭力度及速度要均匀，以患者能耐受为度，刮痧时间一般控制在 10 ~ 15 分钟。

（三）风燥

1. 辨证施膳

（1）百合莲子饮

适应证：咳嗽，痰黏难咯或少痰，口干，鼻干等。

材料：百合 10g，莲子（去心）15g，黄冰糖适量。

功能：润肺止咳。

制作方法：将上述材料一起放入锅中，加入适量清水，煎煮约 40 分钟，加入适量黄冰糖调味即可。

（2）石斛太子参煲排骨

适应证：咳嗽，痰黏难咯或少痰，口干，鼻干，大便干结等。

材料：猪排骨 250g，石斛 10g，太子参 20g，精盐适量。

功效：清热润肺，止咳化痰。

制作方法：先将诸物洗净，再将猪排骨剁成小块，然后将所有食材一起放入锅中，加适量清水，大火煮开后转小火继续煮 1 小时，最后放入适量精盐调味即可。

2. 中医特色疗法

（1）小儿推拿（揉天突、分推肩胛骨、揉上马）

适应证：咳嗽，痰黏难咯或少痰，口干，鼻干，大便干结等。

功效：滋阴润肺，化痰通便。

操作部位：天突、肩胛骨、上马。天突：位于颈部，在前正中线上，胸骨上窝中央。肩胛骨：指肩胛骨内侧边缘。上马：在手背无名指及小指掌指关节后方凹陷处。

操作方法：

1）揉天突：操作者用拇指指端左右环转揉动患儿天突穴（胸骨柄上方凹陷处）。操作 50 次。

揉天突视频

2）分推肩胛骨：患儿呈坐位或俯卧位，操作者充分暴露患儿背部，用两个手的拇指指腹沿着患儿肩胛骨内侧缘从上向下分推。操作 200 次。

分推肩胛骨视频

3）揉上马：操作者一手握患者四指，使掌指关节屈曲，充分暴露穴位，用另一手拇指或中指指端附着于手背无名指及小指掌指关节后方凹陷处，以腕关节回旋运动或掌指关节的屈伸旋转带动前臂做旋转活动以按揉穴位，力度要适中，以穴位感到酸胀为宜，按揉200次。

（2）熏蒸疗法（前胡、款冬花、北沙参）

适应证：咳嗽，痰黏难咯或少痰，口干，咽干，鼻干等。

材料：前胡 15g，款冬花 15g，北沙参 15g。

功效：养阴润肺，止咳化痰。

操作方法：将上述药材放入锅中，加适量清水煎煮 30～40 分钟。然后将药汁倒入杯中，趁热将鼻腔对着杯口吸入蒸气3～5分钟。

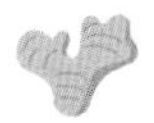

四、呕吐、腹泻（表 3-4）

表 3-4　呕吐、腹泻辨证与治疗措施

	寒湿困脾	湿热蕴脾
呕吐	呕吐清水样物或未消化的食物	呕吐物臭秽
腹泻	水样便，清稀、臭味不显	大便臭秽，便后肛门灼热
身体上的其他小信号	易腹胀，腹部冷，或有腹痛，喜欢吃热的食物，胃口不好，口淡等	喜欢吃凉的食物，腹胀，口气重，心烦，口苦等
舌质、舌苔	舌淡，苔白腻	舌红，苔黄腻
中成药	①藿香正气口服液 ②保济口服液 ③复方香薷水	①健儿清解液 ②枫蓼肠胃康合剂
辨证施膳	①藿香白术饮 ②紫苏梗煲鲫鱼	①清热利湿汤 ②三豆饮
中医特色疗法	①小儿推拿（顺运内八卦、推上七节骨、摩腹、补大肠、补脾经、揉板门） ②穴位贴敷（白胡椒、吴茱萸等） ③灸中脘、神阙	①小儿推拿（顺运内八卦、推上七节骨、摩腹、清小肠、清大肠、清天河水） ②耳穴压豆（直肠、大肠、神门、枕、脾、交感）

（一）寒湿困脾

1. 中成药

（1）藿香正气口服液

适应证：①消化道症状：腹泻，腹胀，呕吐，纳差等；②其他：鼻塞，流清涕等。

功效：解表化湿，理气和中。

用法用量：口服，5 岁以下每次 5ml，每日 3 次；5 岁以上参照成人用量。

（2）保济口服液

适应证：①消化道症状：腹痛，腹泻，恶心呕吐，消化不良等；②其他：食积导致的发热等。

功效：解表，化湿，和中。

用法用量：口服，5 岁以下每次 5ml，每日 3 次；5 岁以上参照成人用量。

（3）复方香薷水

适应证：腹胀，恶心欲吐，肠鸣腹泻。

功效：解表化湿，醒脾和胃。

用法用量：口服，每次 10～20ml，每日 3 次。服前摇匀。小儿酌减。

☆小贴士

- 藿香正气口服液适用于呕吐腹泻等胃肠道反应为主，可伴有呼吸系统症状；不同剂型，如颗粒、丸、软胶囊等按照说明书服用。

- 保济口服液适用于食积而出现呕吐腹泻或伴有发热。

2. 辨证施膳

（1）藿香白术饮

适应证：呕吐清水样物或未消化的食物，水样便，食欲不振，口淡等。

材料：藿香 15g，炒白术 15g，生姜 10g，黄冰糖适量。

功效：散寒化湿，健脾止泻。

制作方法：将上述材料放入锅中，加入适量清水，煎煮约 30 分钟，放入适量黄冰糖调味。趁热代茶饮。

（2）紫苏梗煲鲫鱼

适应证：呕吐清水样物或未消化的食物，水样便，食欲不振，口淡，胃胀，腹部凉或冷痛等。

材料：鲫鱼 1 条（约 350g），紫苏梗 10g，生姜 15g，胡椒粉、食用油、精盐适量。

功效：散寒理气化湿。

烹制方法：将新鲜的鲫鱼处理干净备用，锅加热放入食用油，将鲫鱼煎至两面微黄，与生姜、紫苏梗一起放入煲中，加适量清水，大火煮沸后改小火煲 1.5 小时，放入适量胡椒粉、精盐调味即可。

3. 中医特色疗法

（1）小儿推拿（顺运内八卦、推上七节骨、摩腹、补大肠、补脾经、揉板门）

适应证：呕吐清水样物或未消化的食物，水样便，清稀、臭味不显，腹胀，腹痛等。

功效：健脾和中，散寒化湿。

操作部位：内八卦、七节骨、腹、大肠、脾经、板门。内八卦：位于手掌面，以掌心为圆心，以圆心到中指根部中外 1/3 处为半径所画的圆即为内八卦（图 3-9）。七节骨：第四腰椎至尾椎骨端（长强穴）成一直线。腹：小儿腹部。大肠：食指桡侧缘，自食指指尖至虎口成一直线。脾经：拇指桡侧缘赤白肉际处，由指端至指根。板门：在手掌大鱼际平面。

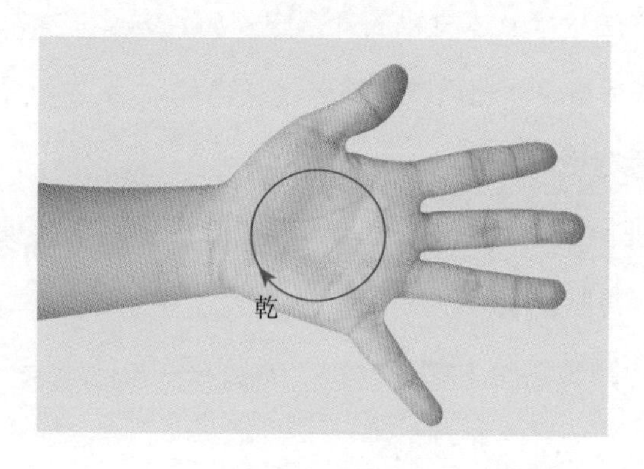

图 3-9　内八卦

操作方法：

1）顺运内八卦：操作者一手握住患者的手指，使患者手掌平坦，掌心向上，用另一手的拇指指面从小鱼际起按顺时针方向在内八卦上做环形推动，推运一周为一次。操作 200 次。

顺运内八卦视频

2）推上七节骨：暴露患儿腰部，操作者以两手拇指指腹着力做直推，由尾骨尖推向第 4 腰椎（图 3-10）。操作 300 次。

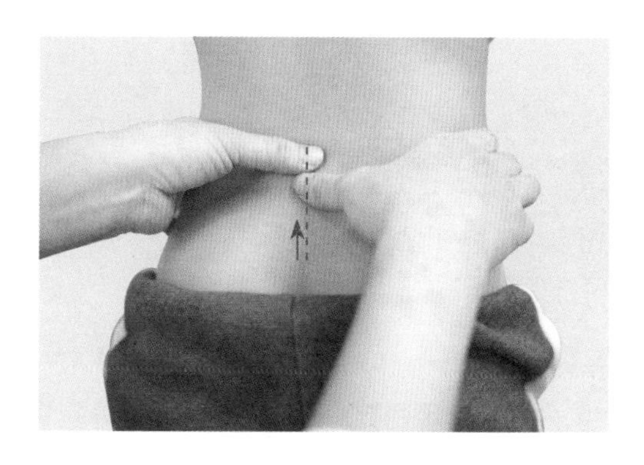

图 3-10　推上七节骨

3）摩腹：用手掌掌面或食指、中指、无名指、小指的指腹贴附于小儿腹部，以腕关节屈伸旋转动作，带动前臂做环旋抚摩动作（图 3-11）。顺时针 / 逆时针各操作 100 次。

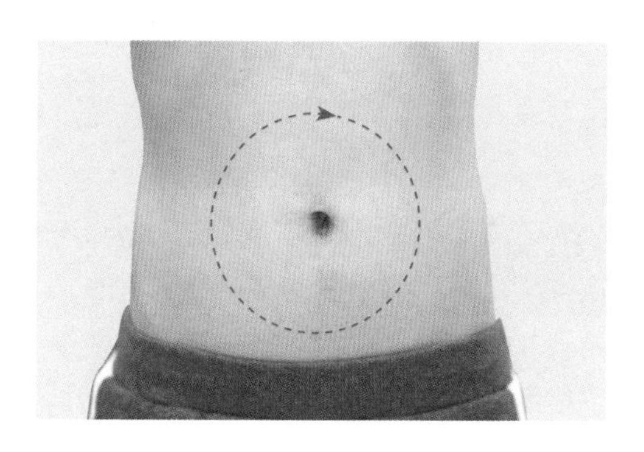

图 3-11　摩腹的部位

4）补大肠：用一只手固定儿童的食指，充分暴露儿童食指的外侧缘部分，用另一只手的拇指指面或外侧缘贴附于儿童的食指外侧缘，做由指尖向虎口方向的直推。操作 200 次。

补大肠视频

5）补脾经：用一只手固定儿童的拇指，充分暴露儿童拇指的外侧缘部分，用另一只手的拇指指面或外侧缘贴附于儿童的拇指外侧缘，做由指尖向指根方向的直推。操作 200 次。

6）揉板门：用一只手固定儿童的手，充分暴露儿童大鱼际部分，用另一只手的拇指指面或指端吸定于大鱼际顶面进行揉动（图 3-12）。操作 300 次。

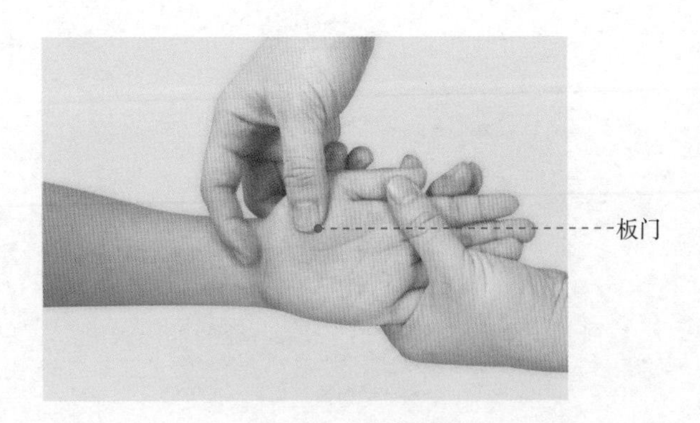

图 3-12 揉板门

揉板门视频

（2）穴位贴敷（白胡椒、吴茱萸等）

适应证：腹部冷，或伴有腹痛，腹胀，呕吐清水样物或未消化的食物，水样便，清稀、臭味不显等。

材料：白胡椒 5g，吴茱萸 3g，米醋适量。

选穴：神阙穴。神阙位于腹中部，在脐中央。

功效：散寒除湿和中。

操作方法：将上述药材打粉，放入适量米醋，调成糊状。取少量药糊加热后放在纱布上，敷于神阙穴，待冷却后更换，每次敷 10～15 分钟，每周 2～3 次。

（3）灸中脘、神阙

适应证：腹部冷，或伴有腹痛，腹胀，呕吐清水样物或未消化的食物，水样便，清稀、臭味不显等。

功效：温中散寒除湿。

操作部位：中脘、神阙。中脘：位于上腹部，在前正中线上，当脐中上 4 寸。神阙：位于腹中部，在脐中央。

操作方法：将点燃的艾条置于离皮肤 2～3cm 处进行熏灸。每个穴位灸 10～15 分钟，每周灸 2～3 次。

（二）湿热蕴脾

1. 中成药

（1）健儿清解液

适应证：①消化道症状：腹胀、胃口差；②其他：咳嗽、咽痛、口腔溃疡。

功效：清热解毒、消滞和胃。

用法用量：口服。1 岁以内，每次 4ml，2～5 岁每次 8ml，6 岁以上用量酌加，每日 3 次。

（2）枫蓼肠胃康合剂

适应证：①消化道症状：胃痛、拒按，恶食，腹痛腹泻、泄泻臭秽，恶心呕腐；②其他：发热等。

功效：清热，除湿，化滞。

用法用量：口服。1～3 岁，每次 3ml；3～6 岁，每次 3～6ml；6 岁以上用量酌加，每日 3 次。

☆小贴士

健儿清解液适用于呕吐腹泻伴有咳嗽、咽痛。

2. 辨证施膳

（1）清热利湿汤

适应证：呕吐物臭秽，大便臭秽、灼热、便后肛门灼热，口气重，腹胀等。

材料：猪扇骨 250g，木棉花（干品）20g 或茯苓 10g，薏苡仁 20g，精盐适量。

功效：清热利湿。

制作方法：先将所有材料清洗干净，再将猪扇骨剁成小块、焯水，然后将上述食材一起放入锅中，加适量清水，大火煮沸后改为小火煮 1 小时，放入适量精盐调味即可食用。

（2）三豆饮

适应证：呕吐物臭秽，大便臭秽，心烦，小便量少色黄等。

材料：绿豆 20g，赤小豆 20g，白扁豆 20g，黄冰糖适量。

功效：清热利湿。

制作方法：将上述食材洗净后用温水浸泡半小时，放入锅中，放入适量清水，煎煮约 30 分钟，放入适量黄冰糖调味。趁热代茶饮。

3. 中医特色疗法

（1）小儿推拿（顺运内八卦、推上七节骨、摩腹、清小肠、清大肠、清天河水）

适应证：呕吐物臭秽，大便臭秽、灼热、便后肛门灼热，喜欢吃凉的食物，口气重，心烦，口苦等。

功效：清热利湿。

操作部位：内八卦、七节骨、腹、小肠、大肠、天河水。内八卦：位于手掌面，以掌心为圆心，以圆心到中指根部中外 1/3 处为半径所画的圆即为内八卦。七节骨：第四腰椎至尾椎骨端（长强穴）成一直线。腹：小儿腹部。小肠：小指尺侧缘，自小指尖到小指根成一直线。大肠：食指桡侧缘，自食指尖至虎口成一直线。天河水：前臂内侧正中，腕横纹至肘横纹成一直线。

操作方法：

1）顺运内八卦：操作者一手握住患者的手指，使患者手掌平坦，掌心向上，用另一手的拇指指面从小鱼际起按顺时针方向在内八卦上做环形推动，推运一周为一次，操作 200 次。

2）推上七节骨：暴露患儿腰部，操作者以两手拇指指腹着力做直推，由尾骨尖推向第 4 腰椎。

3）摩腹：用手掌掌面或食指、中指、无名指、小指的指腹贴附于小儿腹部，以腕关节屈伸旋转动作，带动前臂做环旋抚摩动作。顺时针 / 逆时针各操作 100 次。

4）清小肠：用一只手固定儿童的小指，充分暴露儿童小指的内侧缘，用另一只手的拇指指面或外侧缘贴附于儿童小指的内侧缘，做由指根向指尖方向的直推。操作 200 次。

5）清大肠：用一只手固定儿童的食指，充分暴露儿童食指的外侧缘，用另一只手的拇指指面或外侧缘贴附于儿童的食指外侧缘，做由虎口向指尖方向的直推。操作 200 次。

6）清天河水：用一只手固定儿童的手臂，使其前臂伸直，充分暴露前臂内侧面。用另一只手的食指、中指并拢伸直，指面贴附于儿童的前臂内侧，做由腕横纹向肘横纹方向的直推。操作 200 次。

（2）耳穴压豆（直肠、大肠、神门、枕、脾、交感）

适应证：呕吐物、大便臭秽，肛门灼热，口臭，心烦，夜眠多动等。

选穴：直肠、大肠、神门、枕、脾、交感（图 3-13）。

功效：清热化湿，疏肝安神。

操作方法：取王不留行耳穴贴。左手手指托持耳郭，在选用的穴区用75%酒精常规消毒皮肤，待干后，右手将备好的王不留行耳穴贴对准穴位紧贴其上，每穴轻轻按揉1～2分钟，每日3～5次，隔3日更换1次，双耳交替。

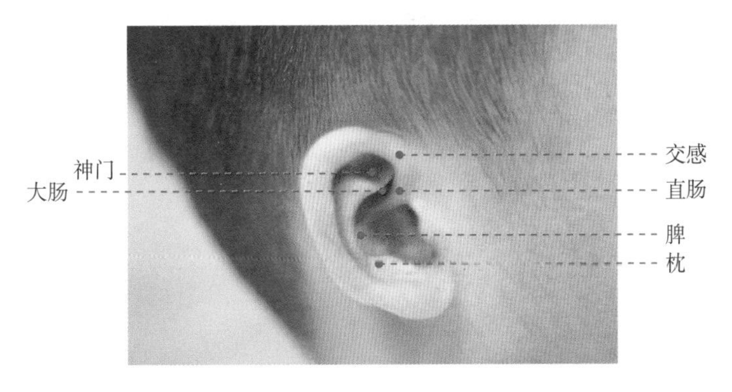

图3-13 直肠、大肠、神门、枕、脾、交感

附：鼻塞流涕（表3-5）

表3-5 鼻塞流涕辨证与治疗措施

	风寒	风热
鼻	流清涕，打喷嚏，鼻塞	流黄涕，鼻干，鼻塞，打喷嚏
咽	咽痒	剧烈咽干，咽痛
咳嗽	咳嗽声重，受风寒后加重，痰白，清稀	咳嗽，痰黄，或痰黏、难咯
身上的各种小信号	大便正常或不成形等	口干，大便干结等
舌质、舌苔	舌淡或淡红，苔薄白	舌红，苔薄黄或黄厚腻

续表

	风寒	风热
辨证施膳	①白芷葱姜饮 ②辛夷花煲鱼头	①豆豉二白汤 ②薄荷苍耳饮
中医特色疗法	①小儿推拿(清肺经、揉迎香穴、揉一窝风、推三关) ②熏鼻疗法(紫苏叶、炒苍耳子、白芷)	①小儿推拿(清肺经、揉迎香穴、揉一窝风、清天河水、退六腑) ②按揉鼻通、上星

(一)风寒

1. 辨证施膳

(1)白芷葱姜饮

适应证:鼻塞,流清涕,打喷嚏,或伴怕风怕冷等。

材料:白芷 5g,葱白 10g,生姜 10g。

功效:祛风散寒,固表通窍。

制作方法:将上述原料放入锅中,加入适量清水,煎煮约 30 分钟即可。趁热代茶饮。

(2)辛夷花煲鱼头

适应证:鼻塞,流清涕,打喷嚏,咳嗽,咯痰色白,受风加重等。

材料:鱼头 1 个,辛夷花 10g,太子参 15g,陈皮 3g,生姜 15g,精盐适量。

功效:祛风散寒,宣通鼻窍。

制作方法:先将各物洗净,生姜切丝,鱼头去鱼鳃,对半剁开,煎至两面微黄,铲起,再将辛夷花装入纱布袋中,上述食材一起放入瓦煲内,加入适量清水,大火煮沸后,改为小火慢煲 1

小时，放入精盐适量即可。

2. 中医特色疗法

（1）小儿推拿（清肺经、揉迎香穴、揉一窝风、推三关）

适应证：鼻塞，流清涕，打喷嚏，或伴呕吐、腹痛、食欲不振等。

功效：疏风解表，散寒通窍。

操作部位：肺经、迎香穴、一窝风、三关。肺经：无名指掌面由指尖到指根成一直线。迎香穴：位于鼻翼外缘中点旁开0.5寸，当鼻唇沟中。一窝风：位于手背，腕横纹中央之凹陷。三关：前臂桡侧，阳池至曲池成一直线。

操作方法：

1）清肺经：用一只手固定儿童的无名指，充分暴露儿童无名指的指面部分，用另一只手的拇指指面或外侧缘贴附于儿童的无名指指面，做由指根向指尖方向的直推。操作200次。

2）揉迎香穴：操作者用双手固定患儿头部，用双手拇指指端按揉患儿的迎香穴（图3-14），操作50次。

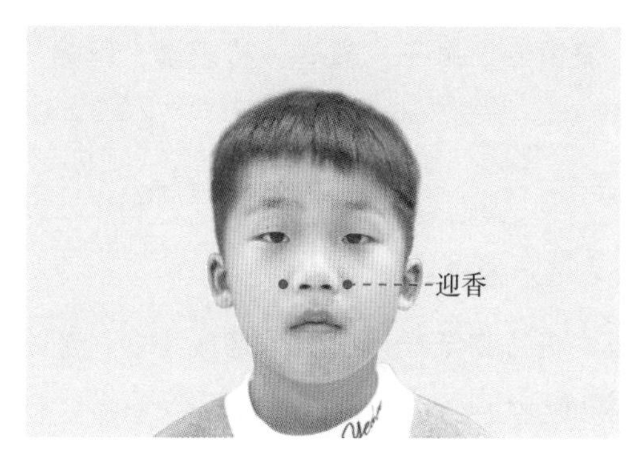

图3-14　迎香穴

3）揉一窝风：操作者用一手固定患儿手掌，使手背向上，另一手中指或拇指吸定于手背腕掌关节横纹正中凹陷处的一窝风穴进行揉动，操作 50 次。

4）推三关：用一只手固定患儿的手臂，使其前臂伸直，充分暴露前臂桡侧，用另一手中指、食指指面贴附于前臂内侧面的桡侧，做由腕横纹向肘横纹方向的直推。操作 300 次。

（2）熏鼻疗法（紫苏叶、炒苍耳子、白芷）

适应证：鼻塞，流清涕，打喷嚏等。

组成：紫苏叶 10g，炒苍耳子 10g，白芷 10g。

功效：温肺散寒，通鼻窍。

操作方法：将上述药材放入锅中，加适量清水煎煮 30～40 分钟。药汁倒入杯中，趁热将鼻腔对着杯口吸入蒸气 3～5 分钟。每周 2～3 次。

（二）风热

1. 辨证施膳

（1）豆豉二白饮

适应证：流黄涕，鼻干，鼻塞，打喷嚏，咽痛，咯黄痰，大便难解等。

材料：淡豆豉 15g，葱白 15g，白萝卜 50g。

功效：解表清热通窍。

制作方法：将各物洗净，白萝卜切成小块，加水适量，大火煮沸后改中火继续煮 15～20 分钟。趁热代茶饮。

（2）薄荷苍耳饮

适应证：流黄涕，鼻干，鼻塞，打喷嚏等。

材料：薄荷 5g，炒苍耳子 5g，冰糖适量。

功效：疏风散热，通利鼻窍。

制作方法：将苍耳子放入锅中，放入适量清水，煎煮约 20 分钟，加入薄荷再煮 10 分钟，放入适量冰糖调味即可。趁热代茶饮。

2. 中医特色疗法

（1）小儿推拿（清肺经、揉迎香、揉一窝风、清天河水、退六腑）

适应证：流黄涕，鼻干，鼻塞，打喷嚏，咽痛，咯黄痰，大便难解，或伴夜啼、心烦、口干等。

功效：清热解表，通窍除烦。

操作部位：肺经、迎香、一窝风、天河水、六腑。肺经：无名指掌面由指尖到指根成一直线。迎香穴：位于鼻翼外缘中点旁开 0.5 寸，当鼻唇沟中。一窝风：位于手背，腕横纹中央之凹陷。天河水：前臂内侧正中，腕横纹至肘横纹成一直线。六腑：在前臂尺侧缘（小拇指一侧），腕横纹至肘横纹成一条直线。

操作方法：

1）清肺经：用一只手固定儿童的无名指，充分暴露儿童无名指的指面部分，用另一只手的拇指指面或外侧缘贴附于儿童的无名指指面，做由指根向指尖方向的直推。操作 200 次。

2）揉迎香：操作者用双手固定患儿头部，用双手拇指指端按揉患儿鼻翼外缘中点旁开 0.5 寸，位于鼻唇沟中的迎香穴，操作 50 次。

3）揉一窝风：操作者用一手固定患儿手掌，使手背向上，另一手中指或拇指吸定于手背腕掌关节横纹正中凹陷处的一窝风穴进行揉动，操作 50 次。

4）清天河水：用一只手固定儿童的手臂，使其前臂伸直，充分暴露前臂内侧面。用另一只手的食指、中指并拢伸直，指面贴附于儿童的前臂内侧，做由腕横纹向肘横纹方向的直推。操作 200 次。

5）退六腑：操作者用一手固定患儿手臂，使患儿前臂伸直，充分暴露前臂尺侧，用另一手的指面贴附于前臂内侧尺侧缘，做由肘横纹向腕横纹方向的直推。操作 200 次。

（2）按揉鼻通、上星

适应证：流黄涕，鼻干，鼻塞，打喷嚏，或伴眼睛红肿、干涩、头痛头晕等。

功效：宣通鼻窍。

操作部位：鼻通、上星。鼻通：位于面鼻部，在鼻骨下凹陷中，鼻唇沟上端尽处。上星：位于头部，在前发际正中直上 1 寸处。

操作方法：用拇指或食指指腹，吸定于穴位处，以腕关节回旋运动或掌指关节的屈伸旋转带动前臂做旋转活动以按揉穴位，力度要适中，以穴位感到酸胀为宜。每个穴位按揉 150～200 次。

第四章

流感康复期常见症状的中医药应对措施

在流感康复期，儿童还可能会有咳嗽、疲倦乏力、食欲不振、夜眠不宁等表现，我们可以针对病症的本质原因相应地采取药膳、小儿推拿、穴位贴敷等多种中医药疗法进行调理。

一、咳嗽（表 4-1）

（一）肺脾两虚

1. 辨证施膳

（1）参果饮

适应证：咳嗽声低，乏力，咯白痰等。

材料：党参 10g，白果 10g，冰糖适量。

功效：补肺健脾，化痰止咳。

制作方法：将上述材料放入锅中，加适量清水煎煮约 30 分钟，放入适量冰糖调味，代茶饮。

（2）补肺健脾煲

适应证：咳嗽，疲倦乏力，受风寒易打喷嚏，纳差等。

材料：鸡半只（约 350g），五指毛桃 20g 或黄芪 10g，红枣（去核）2～3 枚，生姜 10g，精盐适量。

功效：补气健脾，化痰止咳。

烹制方法：将各物洗净备用。将鸡肉切块，放入沸水中焯水后，与其他各物一同放入锅中，加适量清水，大火煮沸后改小火煲 1 小时，放入适量精盐调味即可。

表 4-1　咳嗽辨证与治疗措施

	肺脾两虚	痰湿阻滞	痰热郁肺	肺阴亏虚
咳嗽	咳声低弱	咳声重，痰出咳平	咳嗽，气粗	干咳，咳声短促
痰	痰少色白	痰多易咯，晨起或进食后加重	喉中有痰声，痰多黏稠色黄	痰少黏白，不易咯出
身体上的小信号	可伴有疲倦乏力，打喷嚏，胃口差等	可伴有胸闷，大便溏等	可伴有身体灼热，口干而黏，欲饮水	可伴有声音嘶哑，口干咽燥
舌质、舌苔	舌淡红，苔薄白	舌淡，苔白厚或黄厚、微腻	舌质红，舌苔薄黄腻	舌红，少苔
辨证施膳	①参果饮 ②补肺健脾煲	①党参山药粥 ②南北杏煲猪肺	①清肺化痰汤 ②枇杷甘蔗饮	①莲藕煲瘦肉 ②银耳雪梨汤
中医特色疗法	①中药沐足（艾叶、紫苏叶） ②姜片贴天突	①按揉膻中、足三里 ②中药煎剂漱口	①按揉丰隆、太渊 ②拍背排痰操	①熏蒸疗法（沙参、薄荷） ②穴位贴敷（桑叶、苦杏仁）

2. 中医特色疗法

（1）中药沐足（艾叶、紫苏叶）

适应证：咳嗽，早、晚为主，怕风怕冷，疲倦乏力等。

材料：艾叶 20g，紫苏叶 20g。

功效：温经散寒止咳。

操作方法：将上述药材放入锅中，加入适量清水煎煮 30～40 分钟。取药汁倒入泡脚盆中，待温时（水温 38～42℃）开始泡脚，患者双足浸入中药沐足液中，以沐足液能浸没过脚踝 10cm 以上为宜。中药沐足时间一般为 20 分钟，以全身微微汗出为度。每周 4～5 次。

（2）姜片贴天突

适应证：咳嗽，咽痒，痰白等。

材料：姜片。

功效：温肺止咳。

操作部位：天突。天突：位于颈前区，在胸骨上窝中央，前正中线上。

操作方法：先将生姜洗净，切成直径约 3cm、厚度约 0.5～1cm 的薄片。把切好的姜片放入锅中炒热，放置至微温后，贴敷于天突穴，待凉后取下。

（二）痰湿阻滞

1. 辨证施膳

（1）党参山药粥

适应证：咳嗽，痰白易咯，大便不成形等。

材料：大米 80g，党参 10g，山药（鲜品）80g，陈皮 3g，精盐适量。

功效：健脾补肺化痰。

烹制方法：将诸物洗净，大米浸泡约 30 分钟，山药削皮切块，各材料一起放入锅中，煮至粥成即可。

（2）南北杏煲猪肺

适应证：咳嗽，白痰多，胸闷等。

材料：猪肺 100g，瘦肉 100g，南杏仁 15g，北杏仁 10g，生姜 10g，精盐适量。

功效：健脾化痰止咳。

制作方法：将猪肺清洗干净后切块，待锅烧热后放入猪肺，不放油大火翻炒，炒至猪肺收缩成小块；瘦肉切块，放入沸水中焯水备用。将上述食材一起放入锅中，加适量清水，大火煮沸后改为小火煲 1 小时，放入适量精盐调味即可食用。

2. 中医特色疗法

（1）按揉膻中、足三里

适应证：咳嗽，胸闷，痰多色白等。

功效：化痰止咳。

操作部位：膻中、足三里。膻中：位于胸部，横平第 4 肋间隙，在前正中线上。足三里：位于小腿前外侧，膝盖骨下方内外侧均有一凹陷，在外侧凹陷向下 3 寸（4 横指），距离胫骨（小腿骨）往外 1 横指（中指）处（图 4-1）。

按揉膻中视频

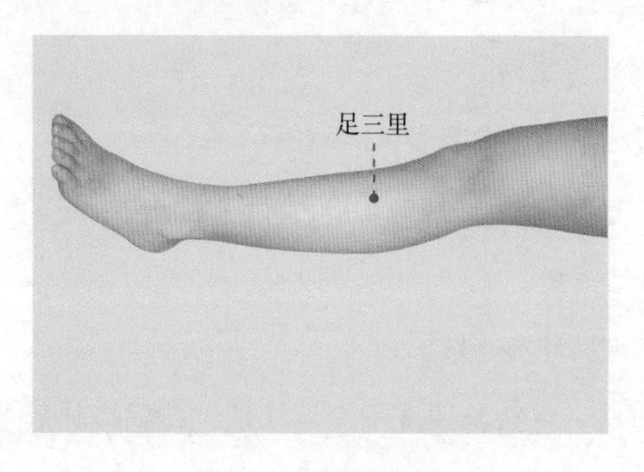

图 4-1　足三里穴

操作方法：用拇指或食指指腹，吸定于穴位处，以腕关节回旋运动或掌指关节的屈伸旋转带动前臂做旋转活动以按揉穴位，力度要适中，以穴位处感到酸胀为宜。每个穴位按揉 150～200 次。

（2）中药煎剂漱口

适应证：咳嗽，咯白痰等。

材料：化橘红 5g，苦杏仁 10g，甘草 5g，粗盐适量。

功效：温肺化痰止咳。

制作方法：将上述材料放入锅中，加适量清水煎煮约 30 分钟，取药液每日漱口 2～3 次。

（三）痰热郁肺

1. 辨证施膳

（1）清肺化痰汤

适应证：咳嗽，痰黄等。

材料：鸡半只（约350g），海底椰20g或芦根10g，蜜枣1～2枚，生姜10g，精盐适量。

功效：补气健脾，清肺化痰止咳。

制作方法：将各物洗净，鸡肉切块，放入沸水中焯水后，与其他各物一同放入锅中，加适量清水，大火煮沸后改为小火煲1.5小时，放入适量精盐调味即可。

（2）枇杷甘蔗饮

适应证：咳嗽，痰黄，口干，欲饮水，大便干结等。

材料：枇杷100g，甘蔗100g。

功效：清热化痰止咳。

制作方法：将甘蔗去皮切块，枇杷去皮、去核，一起放入榨汁机中榨汁饮用。

2. 中医特色疗法

（1）按揉丰隆、太渊

适应证：咳嗽，痰多难出等。

功效：止咳化痰。

操作部位：丰隆、太渊。丰隆：位于小腿外侧，在外踝尖上8寸，胫骨前肌外缘，条口外侧一横指处。太渊：位于腕前区，在桡骨茎突与舟状骨之间，拇长展肌腱尺侧凹陷中。

操作方法：用拇指或食指指腹，吸定于穴位处，以腕关节回旋运动或掌指关节的屈伸旋转带动前臂做旋转活动以按揉穴位，力度要适中，以穴位处感到酸胀为宜。每个穴位按揉150~200次。

（2）拍背排痰操

适应证：咳嗽，胸闷，有痰难咯等。

功效：化痰止咳。

操作方法：患儿取坐位，于餐后2小时或餐前30分钟进行拍背排痰。拍背的手要形成空掌，五指并拢弯曲成弓状，由下至上，每分钟拍120~180次，每个部位拍1~3分钟，拍背的力量不宜过大，以患儿能承受为宜。

拍背的同时患者注意配合咳嗽，咳嗽前身体保持平稳，然后向前倾斜，用缩唇式呼吸的方法做几次呼吸，深吸气后，屏气几秒钟，然后用力进行短而有力的咳嗽，可以同时用手压在腹部辅助，有利于将痰从肺的深部咳出。

（四）肺阴虚

1. 辨证施膳

（1）莲藕煲瘦肉

适应证：咳嗽，痰黏，口干，大便偏干等。

材料：瘦肉100g，莲藕100g，北沙参10g，生姜10g，精盐适量。

功效：养阴润肺止咳。

制作方法：将各物洗净，瘦肉切块，放入沸水中焯水备用，莲藕削皮、切块备用。将上述食材放入锅中，加适量清水，大火煮沸后改为小火煲 1.5 小时，放入适量精盐调味即可。

（2）银耳雪梨汤

适应证：咳嗽，痰黏，口干，大便偏干等。

材料：银耳（干品）1/3 朵，雪梨 1 个，红枣（去核）2～3 个，冰糖适量。

功效：滋阴润肺。

制作方法：将银耳用清水泡洗 10 分钟，去掉根部，撕成小块；雪梨洗净、去皮、切块；红枣洗净。将银耳、雪梨、红枣一起放入锅中，加入适量清水，煮至银耳出胶，放入适量冰糖调味。

2. 中医特色疗法

（1）熏蒸疗法（沙参、薄荷）

适应证：咳嗽，痰少质黏难咯，咽干，口干等。

材料：沙参 10g，薄荷 5g。

功效：润肺止咳。

操作方法：将沙参放入锅中，加适量清水煎煮 20 分钟，加入薄荷煮 10 分钟。将药汁倒入杯中，趁热将鼻腔对着杯口吸入蒸气 3～5 分钟。

（2）穴位贴敷（桑叶、苦杏仁）

适应证：咳嗽，痰黄黏、难咯，咽干等。

材料：桑叶 10g，苦杏仁 10g，生姜汁适量。

功效：润肺止咳。

选穴：天突。天突：位于颈前区，在胸骨上窝中央，前正中线上。

操作方法：将桑叶、苦杏仁打粉后，加入适量生姜汁，调成糊状。取少量药糊放在纱布上，敷于天突穴。每次敷10～15分钟。

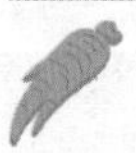

二、疲倦乏力（表4-2）

表4-2　疲倦乏力辨证与治疗措施

	气虚	阳虚
身体上的小信号	疲倦乏力，汗出多，气短，容易打喷嚏、流涕等	气虚为前提，并伴有怕风、怕冷、手脚冰凉、小便频或易尿床等
舌质、舌苔	舌淡，苔薄白	舌淡胖
辨证施膳	①参芪饮 ②鸡汁粥	①羊肉煲 ②南瓜核桃粥
非药物疗法	①穴位按摩（足三里、四神聪） ②耳穴压豆（脾、口、三焦、内分泌、肝、肾）	①热罨包敷腹（吴茱萸、白芥子） ②艾叶泡脚

（一）气虚

1. 辨证施膳

（1）参芪饮

适应证：疲倦乏力，出汗多，气短，受寒后容易打喷嚏等。

材料：太子参10g，黄芪10g，红枣（去核）2枚。

功效：补肺健脾，补中益气。

制作方法：将上述药材放入锅中，加适量清水煎煮约30分钟即可。代茶饮。

（2）鸡汁粥

适应证：疲倦乏力，出汗多，气短，受寒后容易打喷嚏等。

材料：鸡半只（约350g），大米100g，生姜10g，食用油、精盐适量。

功效：补气健脾。

烹制方法：将诸物洗净，生姜切丝，大米淘洗干净后浸泡约半小时，鸡肉切块，放入沸水中焯水备用。锅中放入适量食用油，待油热后，放入姜丝、鸡肉炒片刻；放入适量清水，大火煮沸后改为小火煲1小时，倒出煎汁。将大米放入锅中，加鸡汤，煮至粥成，放入适量精盐调味即可食用。

2. 中医特色疗法

（1）穴位按摩（足三里、四神聪）

适应证：疲倦乏力，气短，怕风怕冷等。

选穴：足三里、四神聪。足三里：位于小腿前外侧，膝盖骨下方内外侧均有一凹陷，在外侧凹陷向下3寸（4横指），距离胫骨（小腿骨）往外1横指（中指）处。在小腿外侧，犊鼻下3寸，胫骨前嵴外1横指处，犊鼻与解溪连线上。四神聪：位于头顶部，在百会前后左右各1寸处，共4穴。

功效：健脾益气。

操作方法：用拇指或食指指腹，吸定于穴位处，以腕关节回旋运动或掌指关节的屈伸旋转带动前臂做旋转活动以按揉穴位，力度要适中，以穴位处感到酸胀为宜，每个穴位按揉150～200次。

（2）耳穴压豆（脾、口、三焦、内分泌、肝、肾）

适应证：疲倦乏力，纳差，夜眠不安等。

选穴：脾、口、三焦、内分泌、肝、肾。

功效：健脾益气。

操作方法：取王不留行耳穴贴。左手手指托持耳郭，在选用的穴区用 75% 酒精常规消毒皮肤，待干后，右手将备好的王不留行耳穴贴对准穴位紧贴其上，每穴轻轻按揉 1～2 分钟，每日 3～5 次，隔 3 日更换 1 次，双耳交替。

（二）阳虚

1. 辨证施膳

（1）羊肉煲

适应证：疲倦乏力，怕冷，手脚凉，小便频或易尿床等。

材料：羊肉 250g，党参 10g，当归 5g，生姜 10g，精盐适量。

功效：补气健脾，温经散寒。

制作方法：将诸物洗净，羊肉切块，放入沸水中焯水后，与其他各物一同放入锅中，加入适量清水，大火煮沸后改为小火煲 1 小时，放入适量精盐调味即可。

（2）南瓜核桃粥

适应证：疲倦乏力，怕冷，心神不宁，小便频多等。

材料：小米 100g，南瓜 50g，核桃仁 50g，龙眼肉（干品）20g。

功效：补气健脾温阳。

制作方法：将小米淘洗干净后浸泡约 15 分钟，南瓜削皮、切块备用，将各材料一起放入锅中，加适量清水煮至粥成即可。

2. 中医特色疗法

（1）热罨包敷腹（吴茱萸、白芥子）

适应证：疲倦乏力，怕冷，腹部凉，易腹胀腹痛等。

材料：吴茱萸 80g，白芥子 80g。

功效：温中散寒。

操作部位：腹部。

操作方法：将上述药材装入布包中，使用前用微波炉加热，待温后置于腹部 10～15 分钟即可。

（2）艾叶泡脚

适应证：疲倦乏力，怕风怕冷，手脚凉，小便频等。

材料：艾叶 20g。

功效：温经散寒。

操作方法：将上述药材放入锅中，加入适量清水煎煮 30～40 分钟。取药汁倒入泡脚盆中，待温时（水温 38～42℃）开始泡脚，每天 10～15 分钟。

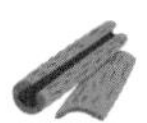

三、食欲不振（表 4-3）

表 4-3　食欲不振辨证与治疗措施

	脾虚失运	脾胃虚寒
典型症状	不思纳食，食不知味	胃口差，稍微吃点东西就会腹胀不适，腹部怕冷或伴有腹痛，遇冷加重

续表

	脾虚失运	脾胃虚寒
身体上的小信号	形体偏瘦，嗳气，大便夹有不消化的残渣等	手脚冰凉，大便不成形等
舌质、舌苔	舌淡，苔薄白或白腻	舌淡，苔薄白或水滑
药膳	①陈皮煲鸡 ②山楂红枣饮	①砂仁猪肚煲鸡 ②板栗焖牛肉
非药物疗法	①按揉中脘、建里 ②耳穴压豆（胃、脾、交感、皮质下、小肠、内分泌）	①穴位贴敷（砂仁、高良姜） ②隔姜灸（生姜、艾绒）

（一）脾虚失运

1. 辨证施膳

（1）陈皮煲鸡

适应证：纳差，大便夹不消化食物残渣等。

材料：鸡半只（约350g），白术10g，陈皮3g，生姜10g，精盐适量。

功效：补中益气，健脾化湿。

制作方法：将诸物洗净，鸡肉切块，放入沸水中焯水后，与其他各物一同放入锅中，加适量清水，大火煮沸后改为小火煲约1小时，放入适量精盐调味即可食用。

（2）山楂红枣饮

适应证：纳差，胃胀，口臭等。

材料：山楂（干品）15g，莲子（去心）15g，红枣（去核）

3～4枚，冰糖适量。

功效：补气健脾。

制作方法：上述药材放入锅中，加适量清水煎煮约30分钟，放入适量冰糖调味，代茶饮。

2. 中医特色疗法

（1）按揉中脘、建里

适应证：纳差，胃胀，嗳气，打嗝等。

功效：健脾和胃。

操作部位：中脘、建里。中脘：位于上腹部，在前正中线上，当脐中上4寸。建里：位于上腹部，在前正中线上，当脐中上3寸。

操作方法：用拇指或食指指腹，吸定于穴位处，以腕关节回旋运动或掌指关节的屈伸旋转带动前臂做旋转活动以按揉穴位，力度要适中，以穴位处感到酸胀为宜，每个穴位按揉150～200次。

（2）耳穴压豆（胃、脾、交感、皮质下、小肠、内分泌）

适应证：纳差，胃胀等。

选穴：胃、脾、交感、皮质下、小肠、内分泌。

功效：温中健脾，开胃行气。

操作方法：取王不留行耳穴贴。左手手指托持耳郭，在选用的穴区用75%酒精常规消毒皮肤，待干后，右手将备好的王不留行耳穴贴对准穴位紧贴其上，每穴轻轻按揉1～2分钟，每日3～5次，隔3日更换1次，双耳交替。

（二）脾胃虚寒

1. 辨证施膳

（1）砂仁猪肚煲鸡

适应证：纳差，胃胀，胃脘部发凉，遇冷加重，大便不成形等。

材料：鸡半只（约350g），猪肚100g，砂仁5g，红枣（去核）2～3枚，生姜10g，精盐适量。

功效：健脾温中，散寒化湿。

制作方法：将各物洗净，鸡肉切块后放入沸水中焯水，猪肚处理干净后切条。将鸡肉、猪肚、红枣、生姜放入锅中，加适量清水，大火煮沸后改为小火煲1.5小时，放入砂仁再煮5分钟，放入适量精盐调味即可食用。

（2）板栗焖牛肉

适应证：纳差，腹部怕冷，或有腹痛，大便不成形等。

材料：牛肉250g，板栗100g，洋葱1/3个，生抽、精盐适量。

功效：温中健脾。

制作方法：将诸物洗净，牛肉切成小块，洋葱切片，板栗煮熟后剥壳去衣。将上述食材一起放入锅中，加入适量清水，大火煮沸后转小火煮1小时后，放入生抽、精盐搅拌均匀，继续焖至牛肉软烂即可。

2. 中医特色疗法

（1）穴位贴敷（砂仁、高良姜）

适应证：纳差，腹部凉，腹痛，手脚凉，大便不成形等。

材料：砂仁10g，高良姜10g，生姜汁适量。

选穴：神阙。神阙：位于腹中部，在脐中央。

功效：温中散寒健脾。

操作方法：将高良姜、砂仁打粉后，加入适量生姜汁，调成糊状。取少量药糊放在纱布上，敷于神阙穴。每次敷10～15分钟。

（2）隔姜灸（生姜、艾绒）

适应证：纳差，腹部凉，腹痛，手脚凉，大便不成形等。

材料：生姜1片，艾绒适量。

选穴：神阙。神阙：位于腹中部，在脐中央。

功效：温中健脾。

操作方法：将生姜切成直径约3cm、厚度约0.3cm的薄片。将切好的姜片用缝衣针刺几个小孔。把姜片置于穴位上，将艾绒捏成上尖下平的圆锥小体，放在姜片上，点燃艾绒，待艾绒烧尽即可。每周2次。

四、夜眠不宁（表4-4）

表4-4　夜眠不宁辨证与治疗措施

	心脾两虚	肝脾不调
睡眠特点	梦多，容易醒	入睡难，翻来覆去，多梦易醒
身体上的小信号	疲倦乏力，脸色偏白，易惊，大便不成形等	烦躁，不安稳，喜欢哭闹，面色偏青，小便偏黄等

续表

	心脾两虚	肝脾不调
舌质、舌苔	舌淡红，苔薄白	舌红，苔黄
药膳	①圆麦饮 ②茯神煲瘦肉	①平肝健脾煲 ②乌梅麦芽饮
中医特色疗法	①中药沐足(艾叶、柏子仁) ②安神保健操	①耳穴压豆(交感、皮质下、肝、心、神门、内分泌) ②中药香囊(薰衣草、茉莉花、玫瑰花)

（一）心脾两虚

1. 辨证施膳

（1）圆麦饮

适应证：眠差梦多，易醒等。

材料：桂圆肉（干品）10g，麦芽10g，莲子（去心）10g，冰糖适量。

功效：补气养血，健脾安神。

制作方法：将各物洗净，放入锅中，加适量清水，煎煮40分钟，放入适量冰糖调味，代茶饮。

（2）茯神煲瘦肉

适应证：睡不安稳，翻来覆去等。

材料：瘦肉150g，茯神10g，红枣（去核）2~3枚，精盐适量。

功效：补气健脾，宁心安神。

制作方法：将各物洗净，瘦肉切片，放入沸水中焯水后，与其他各物一同放入锅中，加适量清水，大火煮沸后改为小火煲 1 小时，放入适量精盐调味即可。

2. 中医特色疗法

（1）中药沐足（艾叶、柏子仁）

适应证：眠差，心神不宁，怕冷等。

材料：艾叶 20g，柏子仁 20g。

功效：宁心安神助眠。

操作方法：将上述药材放入锅中，加入适量清水煎煮 30～40 分钟。取药汁倒入泡脚盆中，待温时（水温 38～42℃）开始泡脚，患者双足浸入中药沐足液中，以沐足液能浸没过脚踝 10cm 以上为宜。中药沐足时间一般为 20～30 分钟，以微微汗出为度。每周 4～5 次。

（2）安神保健操

适应证：眠差，梦多，易醒，易惊等。

功效：疏经通络，安神定志。

操作部位：太阳、安眠、耳轮、颈项后部。太阳：在头部，在眉梢与目外眦之间，向后约一横指的凹陷中。安眠：在项部，在翳风与风池连线之中点处。

操作方法：

1）揉按太阳、安眠：用拇指或食指指腹，吸定于穴位处，以腕关节回旋运动或掌指关节的屈伸旋转带动前臂做旋转活动以按揉穴位，力度要适中，以穴位处感到酸胀为宜。每个穴位按揉 150～200 次。

2）摩耳轮：以食指贴耳郭内层，拇指贴耳郭外层，不分凹凸高低处，相对捏揉，按揉100～150次。如果发觉痛点、结节或不舒服处，适度多捏揉一会儿。

3）捏颈项：做完摩耳轮后，顺势单手按摩颈后部肌肉5～10分钟。

（二）肝脾不调

1. 辨证施膳

（1）平肝健脾煲

适应证：梦多易醒，哭闹不安，烦躁等。

材料：瘦肉150g，独脚金3g或白芍5g，陈皮3g，红枣（去核）2～3枚，精盐适量。

功效：补中益气，平肝健脾。

制作方法：将各物洗净，瘦肉切片，放入沸水中焯水后，与其他各物一同放入锅中，加适量清水，大火煮沸后改为小火煲1小时，放入适量精盐调味即可。

（2）乌梅麦芽饮

适应证：眠差，梦多，易醒，心烦，纳差等。

材料：乌梅15g，陈皮3g，桂花3g，麦芽10g，冰糖适量。

功效：疏肝健脾安神。

烹制方法：将各物洗净，放入锅中，加适量清水，煎煮40分钟，放入适量冰糖调味，代茶饮。

2. 中医特色疗法

（1）耳穴压豆（交感、皮质下、肝、心、神门、内分泌）

适应证：夜眠多动，烦躁难安，哭闹不宁等。

选穴：交感、皮质下、肝、心、神门、内分泌。

功效：宁心安神助眠。

操作方法：取王不留行耳穴贴。左手手指托持耳郭，在选用的穴区用 75% 酒精常规消毒皮肤，待干后，右手将备好的王不留行耳穴贴对准穴位紧贴其上，每穴轻轻按揉 1～2 分钟，每日 3～5 次，隔 3 日更换 1 次，双耳交替。

（2）中药香囊（薰衣草、茉莉花、玫瑰花）

适应证：夜眠多动，烦躁难安，哭闹不宁等。

材料：薰衣草 10g，茉莉花 10g，玫瑰花 10g。

功效：养心安神定志。

操作方法：将上述药物碾碎后放入防潮布袋中，再装入香囊，置于床头。每个月更换内置中药，也可制作迷你香囊，随身携带。

第五章

儿童流感防治的热门问题

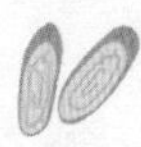

一、居家和防护

（一）流感高发季如何做好居家“消杀”工作？

1. 勤通风 空气流通是预防流感传播的重要措施，应定期开窗通风，让新鲜空气流入室内，有助于排出室内污浊空气和病菌。根据具体天气情况每日通风 2 ~ 3 次，每次不少于 30 分钟，天气寒冷时做好保暖工作。若通风条件不良时，可采用空气净化器过滤空气中的细菌、病毒和颗粒物，以提高室内空气质量。

2. 手卫生 手是多种传染病的重要传播媒介，做好手卫生是预防流感传播的有效手段。外出归来、接触鼻涕或唾液后、吃饭前、如厕后等都应该做好手卫生。建议使用洗手液，按照六步洗手法，充分搓洗即可。

3. 物表清洁消毒 定期对门把手、桌面、电器表面等高频接触的物体表面使用酒精湿巾进行表面消毒，同时做好洗手间清洁消毒工作。

（二）流感高发季多戴几层口罩更安全吗？

佩戴多个口罩不能有效增强防护效果，反而增加儿童的呼吸阻力，并可能破坏密合性，影响防护效果。对于普通群众而言，在一般的公众场合，佩戴一层普通医用外科口罩就有足够的防护效果。

（三）家里有人患流感，要怎么防止传染？

1. 分开使用物品 流感患儿的日常用品、餐具、毛巾等应与其他家庭成员分开使用，尽量避免共用。

2. 勤洗手　流感患儿和其他家庭成员都应经常洗手，特别是在接触感染源或接触流感患儿后。

3. 做好卫生防护　流感患儿在与其他家庭成员接触时可以佩戴口罩，指导患儿咳嗽、打喷嚏时，使用纸巾或肘部遮挡口鼻，避免直接用手捂住口鼻，以减少飞沫传播的风险。

4. 保持通风　保持空气流通，定期开窗通风，有助于降低空气中的病毒浓度。

5. 艾条熏房间　每 10～20m^2 房间用 1 根艾条，直至艾条全部燃烧完（需待火焰完全熄灭后方可离开），然后开窗通风，每隔 3 天熏一次。

6. 中药香囊　制作中药香囊（苍术 5g，艾叶 5g，石菖蒲 5g，丁香 5g，藿香 5g），捣碎或研末，装入防潮袋，再装入致密的布袋中，随身佩戴或挂于车内，或置于床头。建议内置中药 2 周更换 1 次。

（四）当儿童患流感后，什么情况可以居家观察？什么情况需要到医疗机构就诊？

在儿童患流感后，可以居家观察的情况如下：

1. 呼吸道症状　如鼻塞、流涕、咳嗽轻微，没有发热或热势较低（不超过 38.5℃）。

2. 消化道症状　呕吐、腹泻次数不多，孩子能够进食，精神状态良好，并且没有脱水迹象。

需要到医疗机构就诊的情况如下：

1. 高热　体温超过 38.5℃，尤其是婴幼儿和幼儿。

2. 呼吸困难 出现呼吸急促、气喘、胸闷、口唇发绀等症状。

3. 消化道症状 呕吐、腹泻次数频繁，孩子无法进食并有脱水迹象，如口干、尿量减少等。

4. 其他 意识模糊、昏迷、抽搐等症状。

（五）近期感染了支原体的孩子还会患流感吗？

支原体感染和流感是两种不同的疾病，两者致病的病原体不同，因此感染支原体后并不会产生针对流感病毒的抗体，反而可能因疾病导致免疫力下降而增加感染流感的风险。

因此孩子在感染支原体期间及治愈后更需要采取积极的预防措施，例如勤洗手、避免接触病人、戴口罩等，以减少感染流感的风险。

（六）流感高发期，还可以打疫苗吗？

流感疫苗是预防流感的有效措施之一，即使进入流感高发期，仍然可以打疫苗。接种流感疫苗后2～4周就可以产生免疫力，如果进入了流感高发期，孩子还没有接种流感疫苗，建议尽快进行接种，可以有效预防孩子感染流感，降低并发症的发生率。

（七）冬春季节流感高发，怎么进行中医药居家调护防止感染流感？

冬春季节流感高发时，儿童是需要特别关注的人群，需要从衣、食、起居等方面来扶助正气、提升抵抗力，以预防流感，重点在于健脾补气、温阳固表。

1. 穿对衣服 在冬季尤其要注意做好颈、背、脚的保暖，防止寒邪入侵。“春捂秋冻”都要适度，冬季室内外温差、早晚温差较大，应注意及时增减衣物。

2. 日常起居　早睡晚起，适度运动，运动时间最好选择早上9点之后、下午5点之前有阳光的时间，以微微汗出为佳，避免大汗淋漓损伤阳气。可选择慢跑、八段锦等低强度运动，阳光充足的时候经常晒晒太阳，补充阳气。

3. 进补有度　儿童人群脾胃偏弱，避免进食燕窝、海马、人参、红参、熟地黄、鹿茸、阿胶等滋腻补益的药材，可以选择比较平和的食材。

平时容易疲倦，胃口欠佳，容易胃胀、打嗝，大便不成形的儿童，可以选择如鸡肉、鲫鱼、鳝鱼、猪肚、泥鳅、牛肉、南瓜、土豆、山药、红枣、胡椒、陈皮、砂仁、五指毛桃、炒白扁豆、芡实等食材及药材作为药膳首选。

平时怕风怕冷，倦怠乏力，容易感冒、咳嗽的儿童。可以选择如羊肉、牛肉、鲤鱼、韭菜、生姜、虫草花、桂圆、核桃仁、黄精、党参等食材及药材作为药膳首选。

需注意，食补应补而不燥，滋而不腻，可以适当搭配白萝卜、沙参、玉竹等养阴之品，以及麦芽、山楂等健脾消食之品。

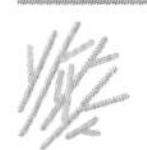

二、饮食和用药

（一）患流感后饮食要清淡吗？

患流感后通常食欲会下降，饮食应以清淡、容易消化的为主，比如粥、面条、新鲜蔬菜和水果等，同时要注意烹饪方式，不建议食煎炸之品，避免吃辛辣、油腻、生冷的食物，以免加重肠胃的负担，不利于疾病的康复。但是光吃粥面、蔬果不足以保证足够的营养供给，还要注意饮食营养均衡，可以适当食用鸡蛋、牛奶、鸡肉、瘦肉、淡水鱼等富含优质蛋白的食物。

（二）流感不吃药也能好吗？

流感是一种自限性的疾病，通常3～14天能够康复，是否需要吃药应根据患儿身体情况判断。流感症状较轻的患儿，多注意休息，做好日常调护，不一定需要吃药，2～3天内也可自我恢复或痊愈。但如果流感症状比较明显，还是建议使用药物进行对症处理，改善症状。针对重症流感的高危人群，建议及早就诊，在医生的指导下合理使用药物治疗，避免疾病向重症转化。

（三）得了流感可以吃抗生素吗？

发热是流感最常见的症状之一，很多人一见到发热，便会想到服用抗生素，但是抗生素并不是对所有发热都有效果。流感是由流感病毒引起的一种急性呼吸道传染病，而抗生素对流感病毒并无治疗作用。可以针对性地应用抗病毒类药物，如滥用抗生素，会使一部分致病菌产生变异，成为耐药菌株，严重时诱发“超级细菌”的出现。因此当合并细菌、支原体、真菌等感染时，应在医生的指导下合理规范使用抗生素治疗。

（四）中药西药是否可以一起服用？

中药和西药是可以相互配合，共同治疗疾病的。当流感症状较轻时，单纯使用中药效果就很好。若流感症状较重，如热势高、呕吐、腹泻严重、气促等，或合并其他疾病时，可以选用中西医并治。但是服药的时间应注意，不可以用中药送服西药或者是两者共服，服药时间应间隔半小时左右，避免药物之间产生相互作用。

（五）发热了就一定要吃退热药吗？

发热是人体的一种保护性反应，一般体温不超过38.5℃时，可以暂时选择物理降温的方式，如用温水擦拭额头、腋窝等部位，但是既往有高热惊厥病史的患儿应及时就医。此外，对于3岁以下的患儿除了应密切关注其热势以外，还要注意关注患儿的精神状态，若发现异常应及时就医。当体温高于38.5℃，可以使用退热药。但是一定要注意，退热只是治标不治本，只有在治疗病因的基础上使用退热药，才能相对安全和有效。

（六）喉咙痛就要吃消炎药吗？

不一定要吃消炎药，若喉咙痛继发细菌感染，患者有明显咳嗽、咳黄痰，或存在基础性疾病，为了防止病情加重或出现其他并发症，可以遵医嘱给予消炎药治疗。中医认为引起喉咙痛的原因很多，比如“上火”了、感受了风寒、感受了风热、阴液不足、虚火灼伤喉咙等等。“上火”除了喉咙痛，常会伴有口舌生疮、牙龈肿痛、口干口臭等症状；如果是感受了风寒，常会伴有怕冷、手脚凉、流清涕等症状；如果是感受了风热，常会伴有发热、头痛、流黄涕等症状；如果是虚火引起的，常会伴有潮热盗汗、口干、咽干、干咳等症状。这些情况需要针对不同原因辨证治疗。

（七）发烧时可以捂汗吗？

发烧期间不建议捂汗，虽然出汗可以带走身体的热量，从而起到降低体温的效果，但是如果发烧期间穿厚衣服或盖厚棉被，会造成散热不及时、出汗过多而有导致虚脱的风险。可以适当减少衣服，及时把身上的汗液擦干，多喝温开水，适当补充淡盐水和电解质饮品，以补充从汗液丢失的水分和电解质，有利于体温下降。

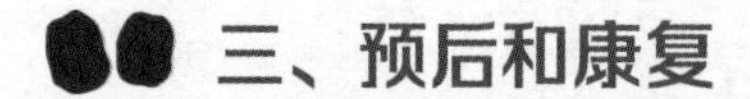

三、预后和康复

（一）流感会不会有什么后遗症？

绝大部分儿童感染流感后不会遗留后遗症。但部分重症流感患儿可能合并病毒性肺炎、病毒性心肌炎等并发症，甚至导致呼吸衰竭，遗留肺间质病变、心功能不全、神经功能障碍等严重的后遗症。

（二）儿童康复后还会不会再患流感？

儿童康复后还是可能会再次患流感的。在得过流感之后可以获得抗体，但是抗体持续时间有限，抗体浓度下降后可能再次感染；而且流感病毒会变异，所以存在再次感染流感的情况；此外，流感病毒有多种亚型，不同亚型之间的免疫应答有一定差距，所以也有可能再次感染其他亚型的流感病毒。因此建议在流感高发季尽量少去人员密集的地方，可以通过正确佩戴口罩降低感染概率。

（三）流感患儿痊愈之后多久可以进行身体锻炼？

一般轻症患儿康复 1 周后，可以开始适当做低强度的运动，每天锻炼约 10～20 分钟，如慢跑、快走或养生保健操等，以微微汗出为度。

如果孩子仍然有疲倦乏力的症状，建议参考第四章内容（流感康复期常见症状的中医药应对措施）进行处理，待症状改善后再开始锻炼。

如果孩子属于流感重症，或伴有心肌炎、心肌损伤、肺炎等情况，建议延长休息时间，待身体恢复后，完善各项检查，没有相关异常后，再逐渐开始锻炼，锻炼从低强度开始。

（四）症状改善后还有必要吃抗病毒药物吗？

抗病毒药物的作用是抑制病毒的复制，在流感的使用中有相应的规范：第一是尽早使用，建议在出现症状的 48 小时内使用；第二是注意疗程，如奥司他韦的常规疗程是 5 天，应保证足疗程用药，症状改善后还应继续服药至疗程结束。

附录 1

儿童流行性感冒防治常用小儿推拿穴位定位

脾经：拇指桡侧缘赤白肉际处，由指尖至指根成一直线。

肺经：无名指末节螺纹面（用于旋推法），或无名指掌面由指尖到指根成一直线（用于直推法）。

肺俞：在脊柱区，第 3 胸椎棘突下，后正中线旁开 1.5 寸。

脾俞：在脊柱区，第 11 胸椎棘突下，后正中线旁开 1.5 寸。

肾俞：在脊柱区，第 2 腰椎棘突下，后正中线旁开 1.5 寸。

神阙：在腹中部，位于脐中央。

气海：在下腹部，脐中下 1.5 寸，前正中线上。

上马：在手背无名指及小指掌指关节后方凹陷处。

手阴阳：又称为大横纹。在手掌面，腕掌关节横纹处。

太溪穴：在足踝区，内踝尖与跟腱之间凹陷中。

三阴交：在小腿内侧，内踝尖上 3 寸，胫骨内侧缘后。

内八卦：位于手掌面，以掌心（内劳宫）为圆心，以圆心到中指根部中外 1/3 处为半径所画的圆即为内八卦。

天河水：前臂内侧正中，腕横纹至肘横纹成一直线。

胃经：大鱼际外侧赤白肉际处，拇指根至腕横纹。

肝经：食指螺纹面（用于旋推法），或食指掌面由指尖到指根成一直线（用于直推法）。

太冲：在足背，第 1、2 跖骨间，跖骨底结合部前方凹陷中。

行间：在足背，第1、2趾间，趾蹼缘后方赤白肉际处。

天门：位于头部，两眉头连线的中点至前发际成一直线。

坎宫：位于头部，自眉头起沿眉向眉梢成一直线。

太阳：在头部，当眉梢与目外眦之间，向后约一横指的凹陷中。

耳后高骨：位于头部，两侧耳后入发际高骨下凹陷中。

外劳宫：位于手背，第二、三掌骨间，指掌关节后0.5寸凹陷中。

三关：位于前臂桡侧，腕横纹至肘横纹成一直线。

风门：位于背部，在第2胸椎棘突下，旁开1.5寸。

天突：在颈前区，胸骨上窝中央，前正中线上。

少商：位于手拇指末节桡侧，距指甲角0.1寸处。

合谷：位于手背第1、2掌骨间，当第二掌骨桡侧的中点处。

膻中：在胸部，横平第4肋间隙，前正中线上。

六腑：在前臂尺侧缘（小拇指一侧），腕横纹至肘横纹成一条直线。

列缺：在前臂，腕掌侧远端横纹上1.5寸，拇短伸肌腱和拇长展肌腱之间，拇长展肌腱沟的凹陷中。

尺泽：在肘区，肘横纹上，肱二头肌腱桡侧缘凹陷中。

七节骨：第四腰椎至尾椎骨端（长强穴）成一直线。

大肠：食指桡侧缘，自食指尖至虎口成一直线。

板门：在手掌大鱼际平面。

中脘：位于上腹部，在前正中线上，当脐中上4寸。

小肠：小指尺侧缘，自小指尖到小指根成一直线。

迎香：鼻翼外缘中点旁开 0.5 寸，位于鼻唇沟中。

一窝风：位于手背，腕横纹中央之凹陷。

三关：前臂桡侧，阳池至曲池成一直线。

曲池：在肘横纹外侧端，屈肘，当尺泽与肱骨外上髁连线中点。

阳池：在腕背横纹中，当指伸肌腱的尺侧缘凹陷处。

鼻通：位于面鼻部，鼻骨下凹陷中，鼻唇沟上端尽处。

上星：位于头部，在前发际正中直上 1 寸处。

足三里：位于小腿前外侧，膝盖骨下方内外侧均有一凹陷，在外侧凹陷向下 3 寸（4 横指），距离胫骨（小腿骨）往外 1 横指（中指）处。

丰隆：在小腿外侧，外踝尖上 8 寸，胫骨前肌外缘；条口外侧一横指处。

太渊：在腕前区，桡骨茎突与舟状骨之间，拇长展肌腱尺侧凹陷中。

四神聪：位于头顶部，在百会前后左右各 1 寸处，共 4 穴。

建里：位于上腹部，在前正中线上，当脐中上 3 寸。

安眠：在项部，在翳风穴与风池穴连线之中点处。

翳风：在耳垂后方，当乳突与下颌角之间的凹陷处。

风池：在项部，当枕骨之下，与风府相平，胸锁乳突肌与斜方肌上端之间的凹陷处。

附录 2

耳部主要穴位简图

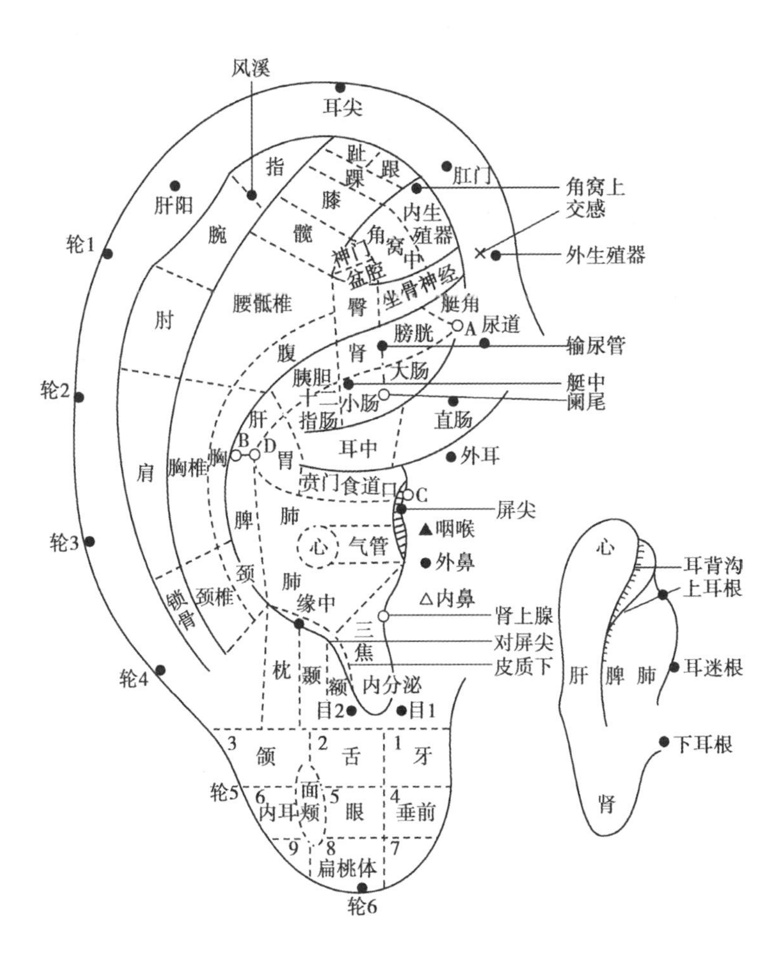